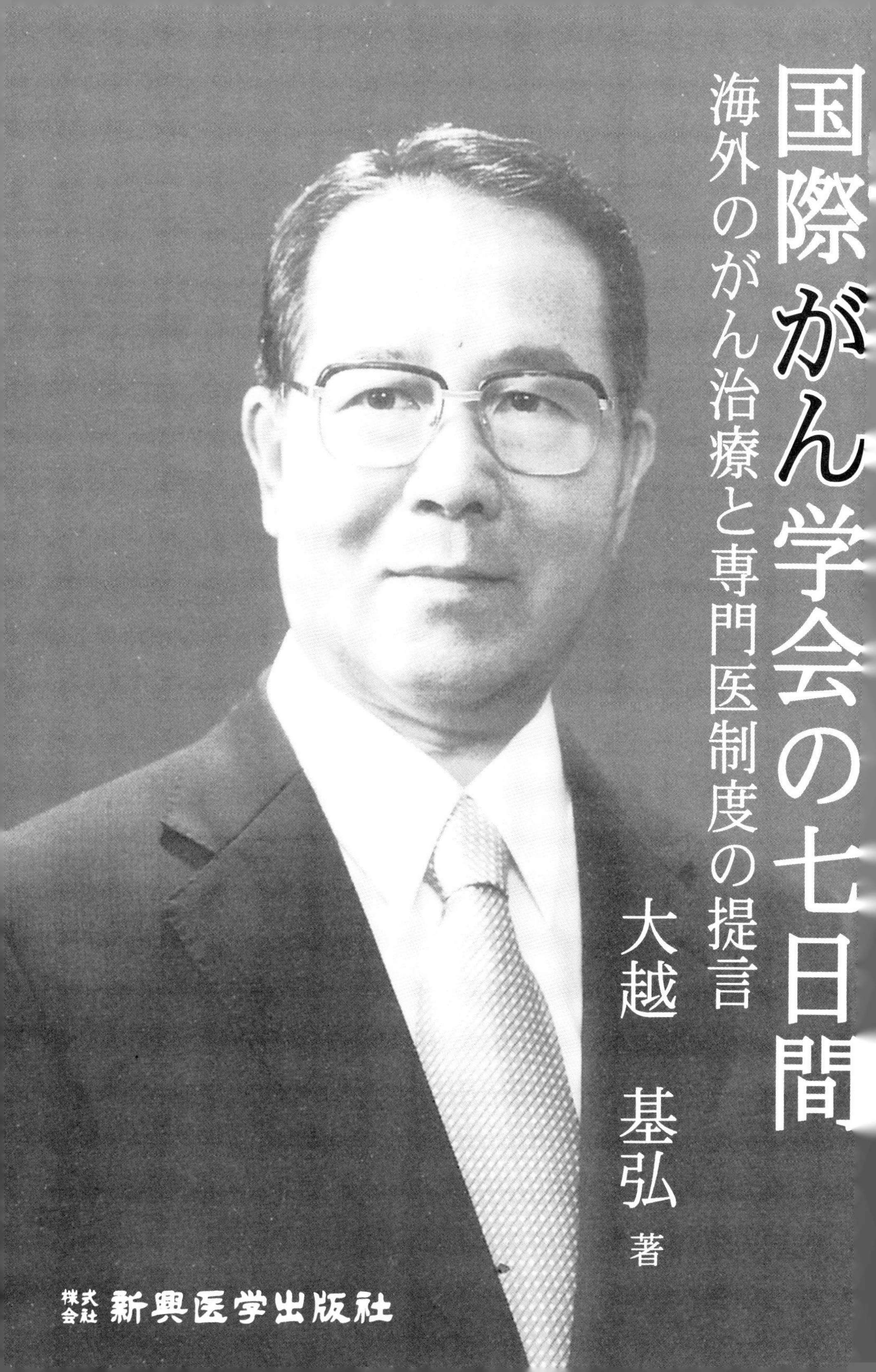

# 国際がん学会の七日間

## 海外のがん治療と専門医制度の提言

大越　基弘　著

株式会社　新興医学出版社

# 序　文

舞台はギリシャの高級リゾート地コーフ島である。

二〇〇四年八月にオリンピックが一〇八年振りに発祥地のギリシャで開催された。その二ヵ月後の十月二十五日から一週間、中規模の国際がん学会議がもよおされ著者はメインスピーカーの一人として招待された。その折の滞在記である。

一般むけエッセイとしてまとめたつもりが、出版者の勧めでやや論文調に仕上がった。

本文は、海外の新しいがん治療の紹介を縦軸に、著者が三十年近く研究してきた毒性のない制がん剤の開発とその学問体系の構築を横軸に、さらに、がん専門医制度への提言を対角線上に構成してみた。

中高年者の二人に一人が罹患し、三人に一人が「がん死」するといわれ、その数は年間三十万人に達し、十年後はその死亡率が減るのではなく十万人も増加するという推計がなされ、がん患者ならびにその家族の「がん治療に対する不満は八十パーセント」という現実がある。

がん医療にたずさわる主に医師、製薬会社、医療機器メーカー、監督機関、為政者はつねに明日はわが身と考え、医療体制を見直して医療不審をとりのぞいていかなければいけない。

文中、一週間を共にした各国のがん学者、臨床医の国情、人間模様をおりまぜ、さらにヨーロッパの文明と文化、芸術発祥の地ギリシャの歴史と観光についても触れてみたので、リラックスして先ずは目次に目を通していただきたい。

# 目次

# 学会初日——メインスピーカーとして

補、エイズ談義

やはり自分の九星術が的中した。講演中のスライドがスクリーンにあべこべに出てきた。スライド係りのギリシャ人をにらめつけ、やや怒気をふくんだ直接話法の英語で、「スライドがお終いからでてきているよ」と言ってやると、彼氏はあわててプロジェクターをガチャガチャといじりまわすが相変わらず訂正が利かない。

聴衆のブーイングが出てきそうな気配がして、司会のクレパン女史に、「次の演者にゆずって私がスライドを整理しなおしましょう」といって私が演壇を降りると失笑がもれる。アメリカのノバク氏が三十分間口演している間に自らスライドをいれかえて演壇にもどり、「おかげさまでリラックスできました」と、にこやかに言うと聴衆は大笑い。

「たんぱく分解酵素阻害剤カモスタット（メシル酸カモスタット）による肺がん転移の抑制」と題して、二十五年間研究してきた過去の動物実験や末期がん治療への応用も併せて発表した。ところがこんどはいちばん大事なスライドが一枚出てこない。またしてもかとチラリと妻のハンネに目をやると、目を閉じ顔を下にむけてなにかを祈っているようだ。

例のスライド係に「ほれ、どうした」と、苦笑しながら今度はおだやかに言って先を続けるが、ついにそのスライドは聴衆の目に触れることはなかった。

今日、十月二十五日、二黒土星の日は土星生まれの自分は幸運に恵まれないことを一昨日日本を発つ前から予想してきたことなので、こんなもんだろうと思うと腹も立たない。その分、めりはりの利いた口調で講演を終えた。

思いがけぬ万雷の拍手に驚いて妻を見ると、これも先ほどの緊張した表情が笑みに変わって一生懸命手を打ち合わせている。

司会者の促しで質疑応答に入る。米国国立がん研究所を経て現在ワシントンDCにあるジョージタウン大学医療センター腫瘍科教授であるというクラーク博士が挙手して、

「大変クリアーカットな作用機序で感心しましたが、はたして臨床治験で効果が出るかですな」

と、にやりとしてやや高慢ちきにたずねる。

「まさに先生のおっしゃる通りで、腫瘍の縮小効果に関しては、すでに臨床成績はでていますが、この薬剤のがん転移抑制効果に関しては今回の動物実験例がはじめてで、ぜひ先生のところでも共同研究に加わっていただきたい。実質的な討論はこのセッションが終わったあとで個人的にも行いたい」と答えると、彼は真摯な表情になる。

つぎに、ハンガリーのセゲド大学の免疫・分子生物学科のモルナール教授から、

「自分は従来の（毒性のある）制がん剤の薬剤耐性の研究をしているがぜひ先生と共同研究をさせていただきたい」

と、熱い申し出を受ける。

同氏の発言の終わるのを待たずフィンランドの免疫治療研究所所長で世界的に高名なタルベルク博士が挙手して、かなり高姿勢に、

「自分はがんの代替医療として自然免疫療法を長年幅広く行い、それがいちばん自然で有効な手段と

心得ているが、君の今日の報告に賛同する点もあるので、どうだい、共同研究してみないかい？」

と、彼の一方的な思惑に抱え込まれそうな発言である。

ありがたいお申し出、大変に光栄なことであり学会期間中さらなる討論をして、帰国後に文献のやりとりなどをしながらゆっくりと検討してゆきたいと前二者に丁重に答える。この学会を席巻するタルベルク氏の発言でもあったせいか再び大きな拍手がわいた。


二〇〇四年十月二十五日、第七回国際がん学会議はヨーロッパの高級リゾート地ギリシャのコルフ島の四ツ星ホテル、チャンドリスで開催された。私はメインスピーカーとして招待されているので、大ホールAルームで開会の辞につづく最初のセッション「新抗がん剤」の部で午前十一時というゴールデンタイムに発表することができた。がんの国際学会では米国がん学会が質、演題数とももっとも圧倒的といっても過言ではない。

今回のカンファレンスはギリシャで発行されているがんの国際雑誌Anticancer Researchが主宰なので、幹事の大半はヨーロッパの代表であり、おのずとレベルも中程度といえるかもしれない。それでも演題数は六百を越え、世界の数十ヵ国から千名をこえる研究者の参加がみられる。

午前のセッションが終わりスライドを受けとりにいくとハンネも寄ってきて「きのうのトラブルのすぐ次の日だったもの。発表できただけでもラッキーだったわ。大事なスライドがついに出てこなかったけど、みなさんの反響もおおきくてよかったわよ」

と、ほっとした表情。

というのも昨日アテネからここコルフ島まで一時間のオリンピック航空が霧のせいとかで六時間も飛

ばず、「今日はもう飛ぶかどうかわかりません」という空港のアナウンスがあると、私も含めて明日発表とおもわれる各国の特に若い研究者たちはまさにパニック状態で、空港係員にくってかかるありさまとなったいきさつがあるからだ。

私たちのそばには南アフリカからきたモリーナというアフロディテ（ビーナス）をおもわせる三十後半の優美なギリシャ女性がいて、英語があまり得意でない係員と流暢なギリシャ語で協議してくれて、

「ひとつの解決策はいまからイオニアに飛んでそこからフェリーで目的の島に渡るか、あるいはアテネ市内のホテルに引き返してあす早朝五時半の便に乗るかどちらかでしょう」

と、落ち着いてよびかける。みな不安げな表情をかくせないまま、結局モリーナ女医とハンネと私の三人だけがイオニアまで飛ぶことに賭けた。

小型飛行機のなかでモリーナ女史は自己紹介をし、四十年まえに両親がギリシャから南アフリカに移民して自分はその地でうまれたのだという。

機中モリーナ先生の話では、現在世界中で約四千万人のエイズウイルス感染者のうち約二千五百万人がアフリカ南部で多発しており、十五歳前後の少女たちがエイズ由来の発がんで自分の勤める病院を訪れるのをみるのはとてもやりきれないと顔をくもらせて語った。

彼女の故郷南アフリカ連邦では、人口四千五百万人のうち五百万人以上がＨＩＶ（エイズウイルス＝ヒト免疫不全ウイルス）に罹患しており、毎日六百人ものエイズ患者が死亡しているという。年間にすれば約二十二万人の人口がエイズだけで消失してゆくことになるのだ。穏健な民主化路線を敷きノーベル賞まで受賞したネルソン・マンデラ前大統領は、近親者にもエイズ患者がいることを公表して、二〇〇五年以降五年以内にエイズ患者の無料治療をさだめる法律の制定を、現政権のムベキ大統領にはたら

きかけているという。
　エイズ（後天的免疫不全症候群）とはＨＩＶ（ヒト免疫不全ウイルス）の感染により初めは風邪のような症状や口腔粘膜にカンジダとよばれる真菌の発現やブツブツした乳頭腫の形成をみたり、ヘルペスウイルスによる水泡が前駆症状としてあらわれ、あわせて出現するサイトメガロウイルス感染などを通してしだいに全身の免疫力が減退し、数年ないし十年ほどして高熱を伴う全身のリンパ節の腫脹、カリニ原虫による重篤なカリニ肺炎や、カポジ肉腫、扁平上皮がん、悪性リンパ腫など生命にかかわる疾患が現れる状態をいう（写真、カポジ肉腫）。アメリカではエイズによる死因の一番目にあげられるのが、日和見感染による結核であるそうだ。
　私は自分の治療領域で発症するエイズ患者の末期カポジ肉腫では、人間の尊厳を表すはずの顔が腫瘍壊死で表現のしようもないくらいに消滅していく現実を目のあたりにしているので、この病との闘いにはがんのそれに匹敵するほどの意気込みをいだいている。（図1）
　それゆえ、勤める大学病院がまだエイズの拠点病

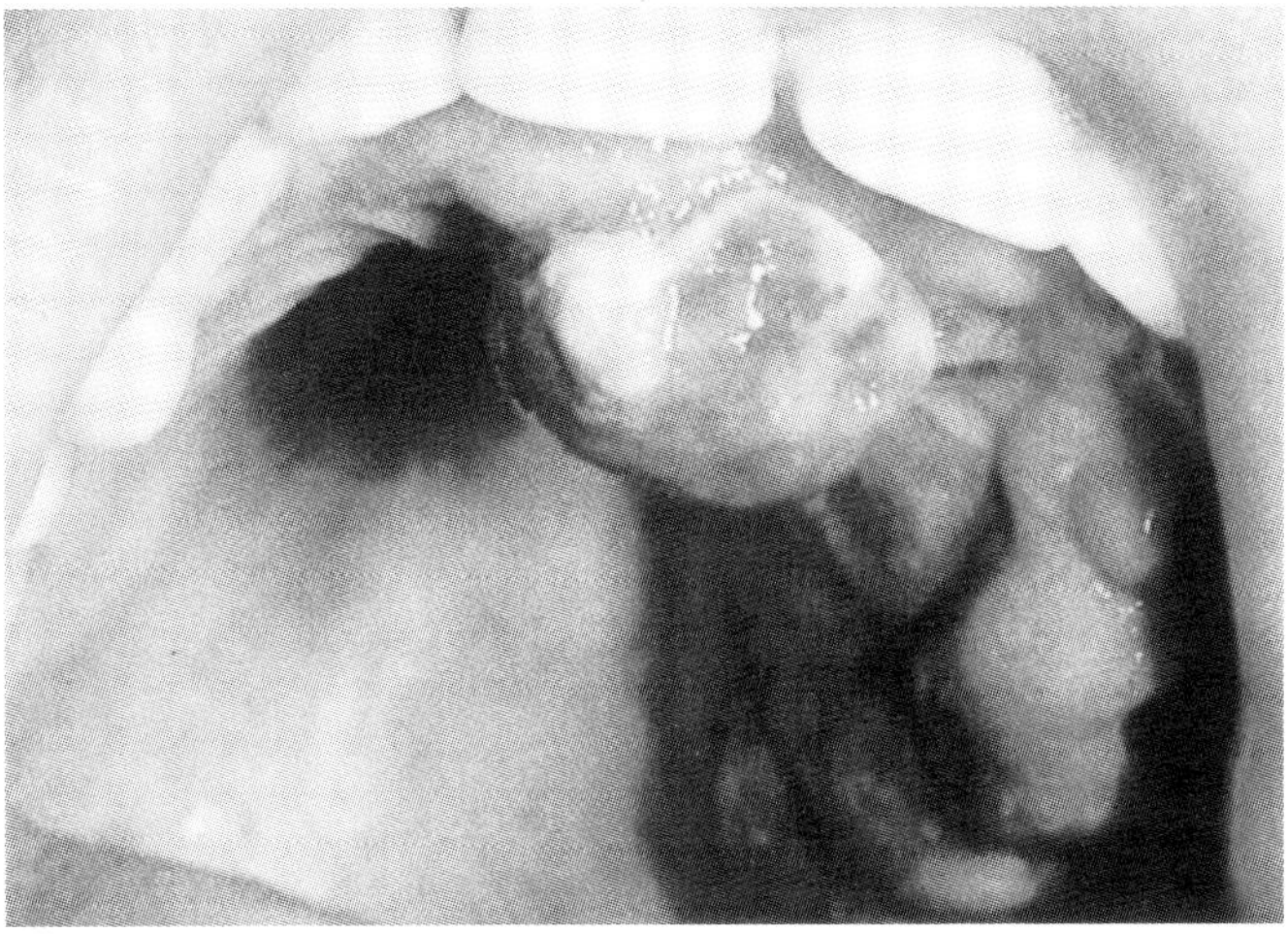

図1　HIV（エイズウィルス）感染による口腔内カポジ肉腫
大越基弘、Wolfgang Bengel 著「口腔粘膜疾患―鑑別診断と診療指針」（カラーアトラス）クインテッセンス出版、東京　1993.

院に指定される前に、私は当時東京で四つの拠点病院のひとつ都立駒込病院内科でしっかり臨床研修をうけた。

世界のＨＩＶ感染者は四千万人を越え、エイズといわれる状態に至った患者数は把握できただけでも三百万人に達するといわれている。

中国も自国でのエイズの発生を否定しない方針にかわってきており、現在百万人近いエイズウイルス感染者がおり、五年後の二〇一〇年にはＨＩＶ感染者は十倍の一千万人にものぼることが推定されているという。

今後、中国、タイ、インドを初めとする北東、東南アジアでの蔓延が危惧されている。交通の便利化から貿易、旅行などひとの移動で感染の爆発が懸念されるところである。

いっぽんにＨＩＶ感染後エイズが発生する潜伏期は数年〜十年と考えられているが、ウイルスの増殖を防ぐ多剤併用療法が奏功せず、感染から発症までわずか二〜三ヵ月という多剤耐性エイズウイルスも確認されている。

エイズウイルスの怖さはこのように次から次に薬剤耐性新型変種が現れることである。

現在予防法の一つとしてコンドームの使用が提唱されているが、オーラルセックスにおける唾液による感染を考慮にいれない医師や行政官、一般人の認識の甘さは、さらにこの病気の発生に歯止めのきかない事態を招くことになるであろう。

この病こそ人類の健康と生存をかけて撲滅のために取り組まなければならない国際的に急務の課題である。

現在ＨＩＶ感染の治療には二種類の逆転写酵素阻害剤とプロテアーゼインヒビターが処方されている

が、初めからこれらの薬剤に耐性のウイルス株もいるので決め手に困ることが多い。それでも早期発見早期治療が効を奏することは少なくない。

病気に関する無知を除くためにも、絶え間ないエイズキャンペーンの徹底と、貧困を利用している性産業の摘発をきびしくおこなう法整備が必要である。

日本でも八月に百八年ぶりにギリシャで開催された近代オリンピックの成績が紙面の大半を占めていた報道が終盤でやや下火になったころ、十七歳の女子高校生がエイズウイルスから乳がんが発生と、大々的に報道されたばかりであった。

現在、日本の中学、高校生のうち女生徒の四十六パーセント、男子生徒の三十七パーセントが性交体験者だという。

ちなみに日本では、厚生省エイズ動向委員会の平成十五年中間期報告によると、HIV感染者は血液凝固因子製剤による患者・感染者を除く報告件数が八千件を越え、感染のパーセンテージ内訳は異性間性的接触が半数を越え、男性の罹患率は七〇パーセント近くをしめるという。しかし届出数の数倍は潜在しているはずなのである。

日本も年間のHIV感染者の数はついに一千人を越えた。

新聞の報道では国内のHIV感染者の数は五年後には五万人に達することが予測されるという。

お金に絡む若年者の売春行為は、エイズのような多少の延命が許れても、現在では早期発見例をのぞいては根治医療が確立していない性病の蔓延に歯止めが利かなくなるのは火をみるよりあきらかである。性教育を病気の本質を知らない教師や保健婦に任せておくのでは不十分なのだ。

エイズの研修を受けた医師を学校に派遣して性教育を徹底させなければ、今後十年、二十年のあいだにわが国でも母子垂直感染による健康な赤子の出産さえ危ぶまれてくるであろうと分析してみると、私には非常におそろしく感じられた。

定年後に天下りができずにブラブラしている元医学部教授や大小病院を定年退職した勤務医などという有能な医師が大勢いるのである。厚労省と文科省はそのような医師をリストアップして感染や対がんの再教育をおこない、薄謝で生涯教育の場や学校派遣でボランテイア活動を依頼すれば国民に寄与すること大ではなかろうか。

少子高齢化の時代だからこそ大人が若者の精神と肉体の健全を守ってやるべきなのだ。他人ごとだと思っていても、こういうおそろしい現象は必ずヒタヒタと身近に浸透してくる。

ＨＩＶ検査は現在保健所で無料、匿名で抗体検査がおこなわれているが、人手と検査経費も限界にきている。国策として取り組んで欲しい。

ヒトの生命を奪うことなので、これこそが戦争なのである。最悪の状態を避けるためには、各国は軍備にかけるほどの人的、経済的対応が急務である。

十七世紀には、ヨーロッパ全体の人口の四分の一が死滅するほどのひとびとがペストでなくなったという事実がある。このまま放置すれば世界的に若年者の性にかんするモラルの低下とそれを利用する大人の外道（けだもの化）が二十一世紀を人類破滅のピリオドとすることは論をまたない。現にアフリカ南部では数ヵ国でエイズのために平均寿命が十五年ないし二十五年も落ち込んでいる現状にあることを無視するわけにはいかない。

老若男女がただ性欲のおもむくままに生活するなら、それは人道にもとる行為であろう。最近は肉欲（性欲）のみのできちゃった結婚が多い。それでも親が子供をそだてる気持ちがあればまだ許されるが、どちらの例にしろ親の顔もしらず愛情もうけずに育つ子の心的トラウマ（外傷）は一生涯消えはしない。性交とは子孫をのこす崇高な生殖を意味するという基本概念をタブー視せずに、真剣に家庭や教育の場で語り合うことが必要である。

ところで日本では、強姦、強制わいせつや少女売春といった性犯罪はこの数年急増し、警察で把握しているだけでも年間一万数千件を超えるという。しかしこの数値は氷山の一角であろう。被害者の精神的トラウマの対処をも含めて一日も早い対策が望まれる。

最近警察庁は二〇〇六年度から強姦事件の被害者に緊急避妊や中絶手術、それに性病検査の費用を全額支給する方針を固めたという。

親は避妊用ピルをあたえておけば安心などとはもってのほかである。

避妊用ピルは子女に血栓症を誘発するほか、長い間には生体のホルモンバランスをくずして発がんの恐れさえあるのである。

私はヨーロッパの病院で一年間外科手術に立ち会った際、ピルの副作用による血栓症の女性患者の術後の創傷の治癒の悪さに泣かされたことを思い出した。

性交ではやたらに相手を代えないことと、各個人が人類繁殖の聖的意味を考え直す必要がある。

女性モデルすべてと関係があった彫刻家ロダン、梅毒で死んだとうわさされる画家ゴーギャン、マネ、作曲家モーツアルトなど、性欲をエネルギーにかえた天才たちもその実生活が垣間見られると興ざめがしてくる。

為政者が国家レベルで取り組まなければ、この世紀だけで人類の数十分の一はかならずエイズで消滅することが予測しうる。モリーナも私も臨床家だがこれから臨む学会でがんの治療もさることながら、人類レベルでみれば発がんの原因と予防の演題に興味がつよいことで一致していた。

地理感覚がわからず、イオニア空港からフェリーの埠頭まではすぐ近くだとおもっていたのが海抜二千メートルをこえる緑のまばらなピンダス山脈西斜面のガタガタの山道をタクシーで二時間もかけてやっとその日のフェリーの最終便にまにあったのがすでに四時をまわっていた。

さらに一時間かけてホテルに着くと緊張の連続の疲れが出てきたので早めの夕食をとり、あすの講演の練習もしないで私だけシャワーも浴びずにベッドに倒れ込んでしまった。

スライドがあべこべに出てきたのも講演の前に自分でスライドホルダーに間違えてセットしたのかもしれなかったのだ。それほど前日の疲れからぬけられないでいたらしい。しかしスライド係員には言い訳もしないで「ありがとう」としかいわなかった。彼も不平もいわず謙虚に「ごくろうさま」といってくれた。昨日アテネに滞留した連中も今朝五時半の飛行機で駆けつけたとかで全員顔をそろえており、たがいにおのおの発表に間に合いましたといってよろこびあう。

一気に疲れが出てきて自室にもどり二時間ほどねむりこんでしまう。普通の家庭の主婦であるハンネは、私の講演がおわると時間がもったいないといって午後から観光に出かけてしまう。

いそいでシャワーを浴び髪をととのえてカジュアルな服装で五十メートルほどはなれた別館のB会場にむかうと、ホテルの南に広がるエーゲ海は無風で油を流したように平らかだ。エメラルドグリーンの海から広がる空は果てしなく高い。

庭はハイビスカスやブーゲンビリアが咲き乱れ、ジャスミンの香りにつつまれ、無数の小鳥がすがたもみせずにさやさやとさえずっているさまにひととき酔いしれ、まさに天国とはこんなところではあるまいかとおもわれてしばしたたずんでみる。
するると、九十歳をこえた母が「基弘がかえるまではがんばって死ねませんね」と、言った言葉が突如としておもい起こされて本館にひきかえし、絵葉書に「天国ってとても気持ちの良いところですよ」と、書いて出す。

再び別館に向かう途中で講演の際質問を受けたクラーク博士と出っくわすと少し話がしたいというので「喜んで」といってラウンジでコーヒーを飲みながら語り合う。

「君が外科医なのに純粋に基礎医学的な口演内容なのではなはだおどろいているよ」

さすがに米国国立がん研究所で鍛えたエリート、スラングのない美しい英語。「けっこう年期の入った研究のようだったけど、もうすこしくわしくいきさつを聞かせてくれないか?」

「うれしいことをきいてくれるね。この研究にはエピソードがあってね、ちょうど二十年前だったから君は知らないとおもうけど、じつはきみが勤務していたこともある国立がん研究所(NCI)で「発がんの化学予防」と名づけたワークショップがあってね、一九八四年に光栄にも米国政府給付(名古屋大学医学部創設以来初)で講演に招待されてね。そのときの主催者がミネソタ大学医学部のリー・ワッテンベルク教授で、かれがトリプシンやプラスミンで代表されるセリン系たんぱく分解酵素の阻害剤による発がんの予防の研究を長年やっていたんだ(写真、NCI集合)。一方、たまたまその一年まえにがんの専門雑誌 Cancer や Cancer Research よりもはるかにインパクトファクターの大きいがんの国際雑誌JNCI(Journal of National Cancer Institute 1983 図表二枚)に載った「合成セリン系たんぱく分解酵素阻害剤によるマウス皮膚発がんの抑制」と題するわたしの論文がつよく彼の興味をひいたようなのだ。わたしはがん研究者であると同時に臨床家だから、その薬剤を用いてできあがったがんを小さく

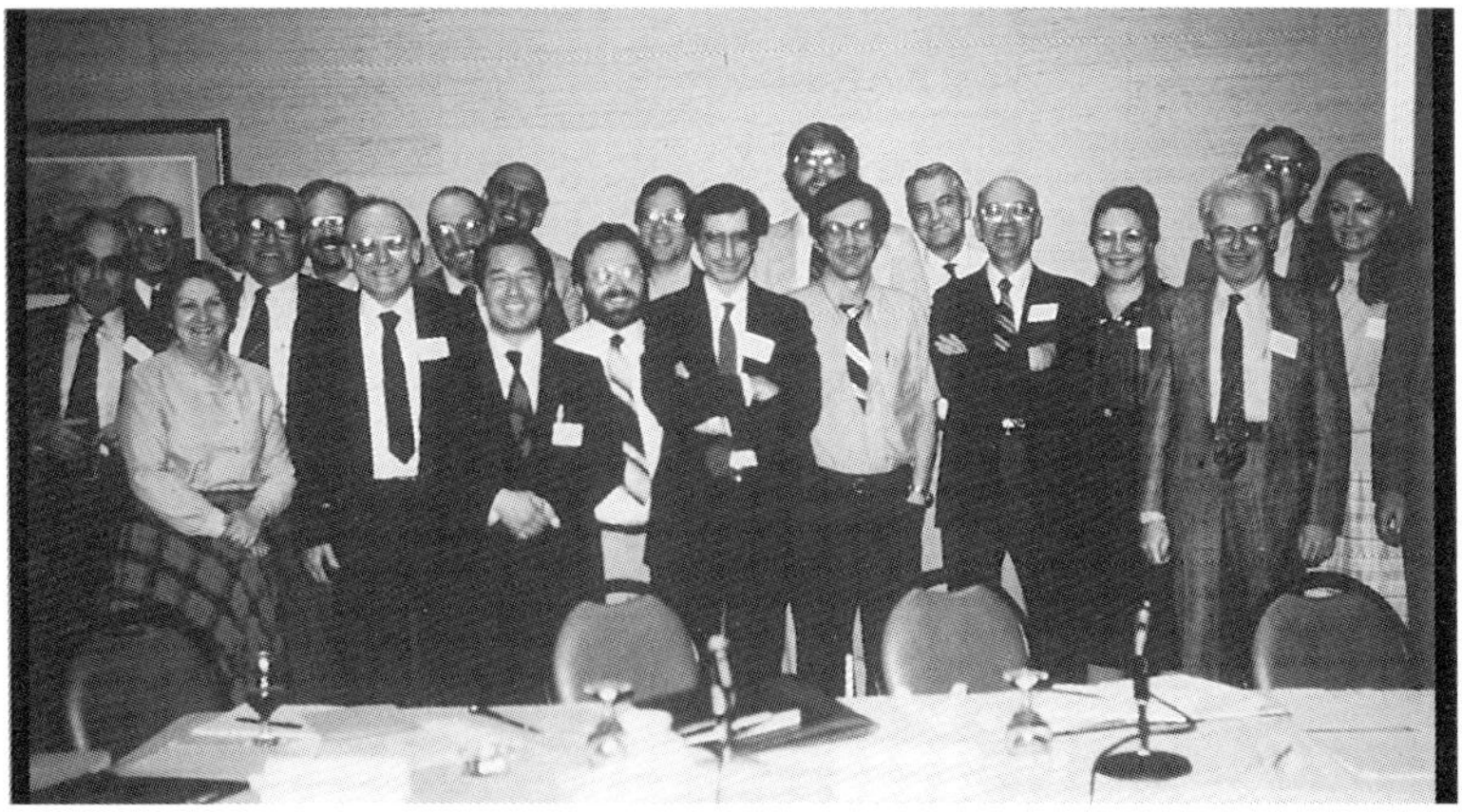

右端（不鮮明）後《のち》の米国がん学会理事長、Lee Wattenberg ミネソタ大学医学部病理学部教授。右隣、Ann Kenedy（現ペンシルヴァ大学教授）、隣、Wolter Troll ニューヨーク大学メディカルセンター所長、Bonnie F. Sloane ウェイン市立大学薬学部教授、Samuel M. Cohen ネブラスカメディカルセンター中検病理学教授、私の向かって右、Thomas J. Slaga テキサス大学システムがんセンター生化学教授ほか著明な Lance Liotta NCI 中検病理学主任、Elizabeth K. Weisburger NCI 化学発がん部門副部長その他アメリカを代表する「発がん研究」のオーソリティーの姿が見られる。
National Cancer Institute Workshop for "Development of Cancer Chemopreventive Agents" : Inhibition of growth of squamous cell cancer by various protease inhibitors. May 3-4, 1984, Gaithersburg Maryland, U.S.A.（Property of U.S. Government、米国政府給付招待）

するのに、膵臓炎の治療剤に制がん性（がんを退宿させる作用）があることを世界に先駆けて発見して、すでに幾種かのがんの国際雑誌で発表していたんだ。ついでにこの薬剤が発がんすなわちがんが発生するのも抑制しうるかどうかをしらべるうちにその可能性を証明したものだったんだ」

「その成績が発がん予防の研究者たちに受けたってわけだね。わたしのはウイルス感染などにより発がんの第一段階であるイニシエーション（遺伝子をつける開始期）における発がん遺伝子および抑制遺伝子の動態に関する研究だけど、先生のは発がんの第二段階におけるプロモーション（促進期）を

TABLE 1.— Inhibition of skin carcinogenesis by FOY-305

| Days after MCA administration | Group 2: MCA alone | | Group 3: MCA + FOY-305 | |
|---|---|---|---|---|
| | No. of mice with tumors | Total No. of tumors | No. of mice with tumors | Total No. of tumors |
| 28 | 1 | 1 | 0 | 0 |
| 35 | 1 | 1 | 0 | 0 |
| 42 | 2 | 2 | 0 | 0 |
| 49 | 2 | 2 | 0 | 0 |
| 56 | 3 | 3 | 0 | 0 |
| 63 | 6 | 9 | 1 | 1 |
| 70 | 9 | 19 | 2 | 2 |
| 77 | 13 | 29 | 5 | 6 |
| 84 | 20 | 43 | 9 | 10 |
| 91 | 26 | 57 | 12 | 15 |
| 98 | 28 | 62 | 12 | 18 |
| 105 | 31 | 68 | 18 | 30 |

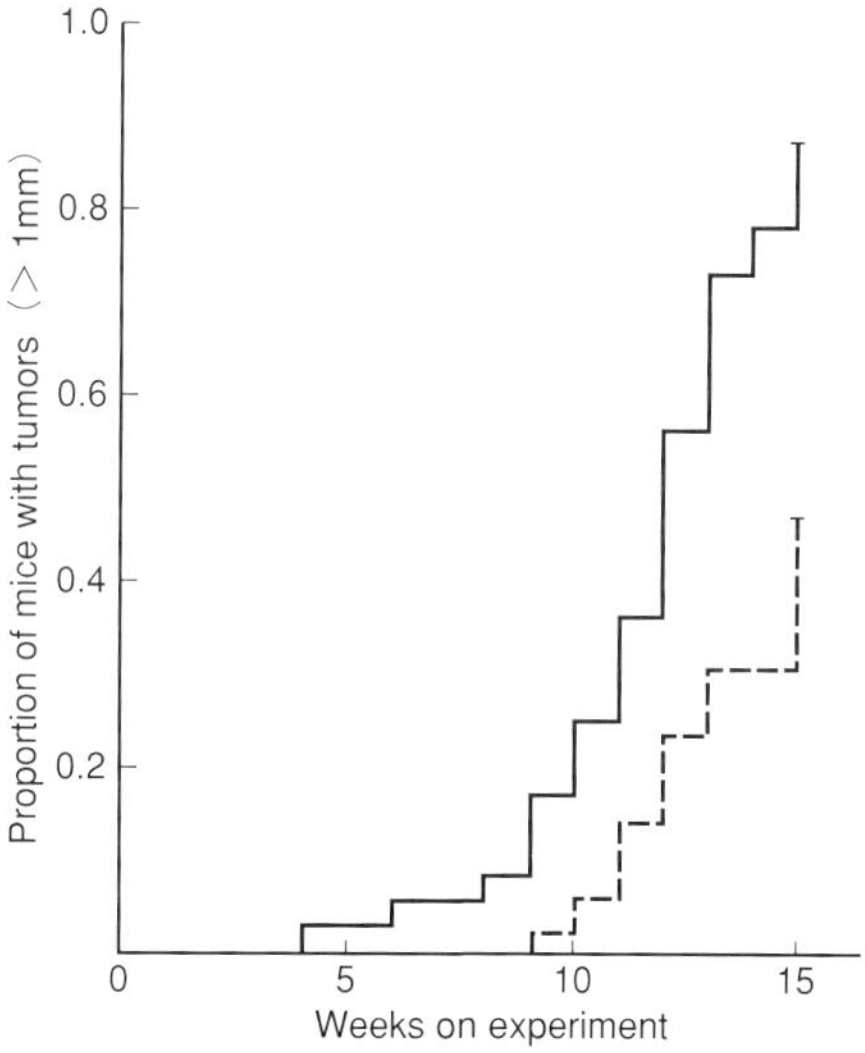


TEXT-FIGURE 1.— Increase in proportion of mice developing tumors with time.
——— = MCA. – – – – = MCA plus FOY-305.

一般に化学発がんの実験は非発がん量の発がん物質を投与あるいは塗布し、プロモーターとして起炎剤を追加することが多いが、我々は発がん量の 0.3 ％の 3-メチルコラントレン（MCA）をマウスの皮膚に週 2 回も 105 日間塗布したにもかかわらず、0.1 ％ FOY0305 混入飼料で飼育したとき、皮膚の発がん数が著しく抑制され（$p < 0.001$）、発がんマウスの数も有意に抑制された（$p < 0.05$）さらに、発がんの日数が遅延されたことを観察した。

J. National Cancer Inst. 71 : 1053-1057, 1983.

抑えているわけですな。外科医の先生が基礎医学のなかに深く入り込むなんて、ずいぶんと手を広げたものですな」

「いや日本では研究のシステム化が遅れていてね。アメリカやヨーロッパじゃ大学病院のたとえば脳神経外科という臨床科に脳腫瘍研究科とか脳生理研究科などが併設され、教授職もついているから合理的かつ深い研究ができるけど、まだまだ日本じゃ経済的基盤が乏しくて、各診療科に研究科が個々に併設されている例なんてほとんどないんだ。本来の基礎科学者に振り分けられる国からの科学研究費も欧米と比較すると微々たるものでね。われわれ臨床家がわずかな費用で基礎的研究もせざるをえないところもあってね、しばしば片手間の研究におわることも多いんだ」

つい数年前まで国からの科学研究費は年間五百億円で、これはたとえば民間会社である東芝の開発研究費の四分の一であり、この五百億円を欧米のレベルからすればとても大学とはいいがたいえせ大学もふくめて数百の施設が分配するわけなので、大学での研究はきわめて貧弱なものとなる。

嘆息するように私は言って日本の政治のまずしさを嘆いた。それでも日本のがん研究は世界で二番目に評価されている。しかしながらがん治療のシステムに格差があり、国民を満足させるに至っていない。早急な政治的構造改革が望まれる。

現在、日本では死亡の原因の一位ががん死であり、年間死亡数は三十万人とも言われ、がんセンターの推計では十年後の死亡数はさらに増えて四十万人にも達すると言われている。今後十年の間に治療法が発達して、がん死が減るのが当然であるはずなのが、こんな不安な話があるだろうか。国費を投入してがん医療システムを整え、できるだけ早く本物のがん専門医を育成できるような国策を打ち出さなければならない。そのためにも医学もふくめて科学者の頭脳流出には、国家の一層の科学振興策が要望される。

# がんの抗酵素療法

「ところで発がん、がん細胞の増殖、浸潤、転移にたいするたんぱく分解酵素すなわちプロテアーゼの関与は周知だと思うけど、またトリプシンやプラスミンといったセリン系プロテアーゼで正常細胞を処理すると、細胞の形態変化が生じたり、細胞は接触阻害を阻害されて再び細胞分裂を開始するようになることくらいは失礼だけどきみも知っているよね。一方、がん組織中ではトリプシンやプラスミンを活性化するすなわちプラスミノゲンアクチベーターが増加していることや、がん細胞では転移にも強く関与する四型コラゲナーゼ（ゼラチナーゼ）をはじめとするプラスミンによって活性化する多くの酵素が産生されることが知られているね。従来の抗がん剤の大半は、細胞の核酸合成阻害によって、がん細胞の分裂増殖を抑えることを主目的に使用されているよね。でもその殺細胞性すなわち細胞毒性のために、正常組織にたいする副作用という大きな問題を抱えているのが現状さ。（主なセリンプロテアーゼ図表）

従来の抗がん剤は効果と裏腹に骨髄抑制、食欲不振、脱毛という三大副作用を伴うほか、強度の下痢や腎および神経障害を引き起こすものさえあるね。

カモスタットのようなセリン系プロテアーゼインヒビターを用いたがんの抗酵素療法の最大の特徴は、その制がん性が細胞毒性によるものではないことにあるんだ。それは細胞増殖静止作用であり、未分化悪性細胞の成熟化あるいは分化の促進が病理組織学的にも生化学にも確認することができたんだ。さらにプロテアーゼを介したがん細胞の、コラーゲンに富んだ細胞外マトリックス（基質—ラミニン、

| 生理作用 | おもなセリンプロテアーゼ | 関連する病態 |
|---|---|---|
| 消化作用 | トリプシン、キモトリプシン、<br>エラスターゼ、エンテロキナーゼ | 膵炎 |
| 血液凝固 | XIIa因子、XIa因子、Xa因子、IXa因子、VIIa因子、<br>トロンビン、活性化プロテインC、血漿カリクレイン | 出血症、血栓症、<br>脳梗塞、DIC、<br>心筋梗塞など |
| 線溶 | プラスミン、組織プラスミノゲンアクチベーター、<br>尿プラスミノゲンアクチベーター（ウロキナーゼ） | 出血症、血栓症、<br>DIC、癌転移 |
| 補体反応 | C1r、C1s、C2、factor B、factor D、<br>C3 convertase | 炎症、リウマチ、<br>アレルギー |
| ホルモン産生と代謝 | 組織カリクレイン、プロリン特異的エンドペプチダーゼ | 炎症 |
| 排卵と受精 | プラスミン、組織プラスミノゲンアクチベーター、アクロシン | 不妊 |
| 食作用 | エラスターゼ（顆粒球）、カテプシン、<br>キマーゼ（肥満細胞）、トリプターゼ（肥満細胞） | 炎症、肺気腫、<br>ARDS、リウマチ |
| タンパク質代謝（異化） | ATP依存性プロテアーゼ | 筋ジストロフィー、<br>発熱 |

鈴木宏治『プロテアーゼとそのインヒビター』p.33
早川 修 監修

フィブロネクチン、ヘパリン、コンドロイチン硫酸、コラーゲンなどで構成）破壊にもとづく局所浸潤、血管やリンパ管内侵入、漂着細胞の親和性臓器移行、転移巣の形成などが、プロテアーゼインヒビターにより阻害されて延命効果につながることができたという成績の一部を今日紹介させていただいたってところでね。わたしは口腔・顎・顔面の外科医なのでその部位にがんができたとき、できるだけ人間の尊厳をあらわす顔にはメスを加えないですむ、過激でない治療法がないものかと模索するうちにたどり着いた研究だったんだね」

聞き手がいるので、私は一気に没頭してきた研究のあらましを語ってしまった。

「極めて満足できる結果が出たので聴衆みなが拍手喝采したわけだ」

と、クラーク氏は感嘆したように首をすくめ両腕を上にかざす。

「話をもとに戻すけど、当時のワークショップの席上、発がんの多段階説をとなえたスラーガー教授はじ

| | 一般名（商品名） | メシル酸ガベキサート（エフオーワイ） | メシル酸カモスタット（フォイパン） | メシル酸ナファモスタット（フサン） | ウリナチスタチン（ミラクリッド） | アプロチニン（トラジロール） | トラネキサム酸（トランサミン） | ヘパリン | AT-III（ノイアート、アンスロビン） | ウベニメクス（ベスタチン） |
|---|---|---|---|---|---|---|---|---|---|---|
| | 分子量 | 147.48 | 494.53 | 539.58 | 67000 | 6512 | 157.21 | 6000～20000 | 58000 | 308.38 |
| 抗腫瘍性 | 発癌抑制 | | ○ | | | | ○ | ○ | | ○ |
| | 増殖、浸潤抑制 | ○ | ○ | ＊＊＊＊ | | ○ | ○ | ○ | | ○ |
| | 転移抑制 | | ○ | | ○ | 助長 | 助長 | ○ | ○ヘパリン | ○ |
| | NK活性賦活作用 | ○ | | ＊＊＊＊ | ○ | ○ | | | | ○ |
| 効能 | 膵炎 | ○ | ○ | ○ | ○ | ○ | | | | |
| | DIC（汎発性血管内凝固症候群） | ○ | | ○ | | | ○ | ○ | | |
| | 急性循環不全 | ○ | | | ○ | ○ | | | | |
| | 体外循環 | | | ○ | | | | ○ | | |
| 膵炎 | 抗トリプシン作用 | ○ | ○ | ○ | ○ | ○ | ○ | | ○＊＊＊ | |
| | $\alpha_2$-マクログロブリン結合トリプシン障害 | ○ | ○ | ○ | | ○ | | | | |
| | 抗ホスホリパーゼ作用 | ○ | ○ | ○ | | | | | | |
| | Oddi筋弛緩作用 | ○ | | 収縮 | | | | | | |
| DIC・MOF・急性循環不全 | 抗トロンビン作用 | ○ | ○ | ○ | | | | ○AT-III | ○ヘパリン | |
| | 抗プラスミン作用 | ○ | ○ | ○ | ○ | ○ | ○ | ○AT-III | ○ | ○＊＊ |
| | 抗カリクレイン作用 | ○ | ○ | ○ | | ○ | ○ | | ○ | |
| | 抗補体作用 | ○ | ○ | ○ | | ○ | ○ | | | |
| | 血小板凝集抑制作用 | ○＊ | ○＊ | ○＊ | | ○＊ | | | ○ | |
| | ライソゾーム膜安定化作用 | ○ | ○ | | ○ | ○ | ○ | | | |
| | 活性酸素生産抑制作用 | ○ | ○ | ○ | ○ | ○ | | | | 助長 |
| | 肥満細胞膜安定化作用 | ○ | | | | | | | | |
| | 過酸化脂質生成抑制作用 | ○ | | | | | | | | |
| | 白血球凝集抑制作用 | ○ | | | | | | | | 助長 |
| | 白血球エラスターゼ阻害作用 | | ○ | | ○ | | | ○ | | |

○印：文献上効果が明らかにされている作用
＊印：ただし、アラキドン酸による血小板凝集は阻害しない
＊＊：極めて弱い
＊＊＊：抗トリプシン作用はあるが膵炎に単独で使用することはない
＊＊＊＊：エフオーワイと作用機序が似ているので、抗腫瘍性の可能性については今後の研究が待たれる。ただし、高K血症を考慮

大越基弘「癌の抗酵素療法―プロテアーゼインヒビターと癌の制御―基礎から臨床まで」篠原出版　p.56

## セリンプロテアーゼに対する各種プロテアーゼの阻害効果

| 酵素 | 培養液 | メシル酸カモスタット(FOY-305) | メシル酸ガベキサート(FOY) | DL-ロイペプチン | アプロチニン* |
|---|---|---|---|---|---|
| トリプシン | TAMe | $3.2 \times 10^{-8}$ | $9.4 \times 10^{-6}$ | $1.0 \times 10^{-4}$ | 0.2 |
| プラスミン（Pls） | TAMe | $1.9 \times 10^{-7}$ | $3.0 \times 10^{-5}$ | $9.0 \times 10^{-5}$ | 2.7 |
| Pls-$\alpha_2$M複合体 | TAMe | | $8.6 \times 10^{-5}$ | $7.0 \times 10^{-5}$ | ＞500 |
| $C_{1r}$ | AGLMe | $4.4 \times 10^{-6}$ | $7.0 \times 10^{-5}$ | $2.3 \times 10^{-4}$ | |
| $C_1$-エステラーゼ | ATEE | $3.4 \times 10^{-5}$ | $5.2 \times 10^{-4}$ | $6.0 \times 10^{-5}$ | ＞500 |
| 血漿カリクレイン | TAMe | $3.2 \times 10^{-7}$ | $4.1 \times 10^{-5}$ | $2.0 \times 10^{-5}$ | ＞10 |
| 膵カリクレイン | TAMe | | $1.3 \times 10^{-3}$ | | 8 |
| トロンビン | TAMe | $5.0 \times 10^{-5}$ | $1.1 \times 10^{-4}$ | ＞$10^{-3}$ | ＞500 |

* KIU : kallikrein inhibitory unit

藤井節郎：代謝 14 : 33, 1977

Gann（Cancer Science）, 72 959～964 ; December, 1981

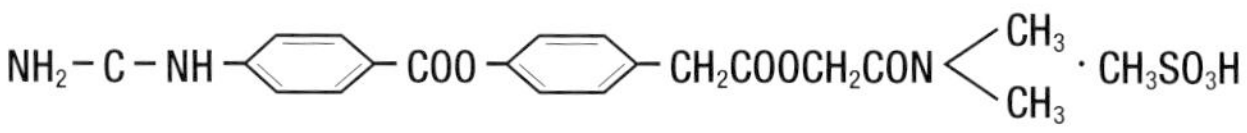

Structure of [N,N-dimethylcarbamoylmethyl 4-(4-guanidinobenzoyloxy)-phenylacetate] methanesulfate (FOY-305)

## FOY-305の腹腔内投与による抗腫瘍効果

Effect of FOY-305 on the Growth of 3-Methylcholanthrene-induced Squamous Cell Carcinoma in Mice

| Saline alone group (ip) (n=8) | | FOY-305-treated group 10 mg/kg (ip) (n=9) | | FOY-305-treated group 20 mg/kg (ip) (n=11) | |
|---|---|---|---|---|---|
| Survival time[a] (days) | Tumor weight[b] (g) | Survival time[c] (days) | Tumor weight[d] (g) | Survival time[e] (days) | Tumor weight[f] (g) |
| 38 | 4.00 | 70 | 0.02 | 70 | 0.03 |
| 42 | 4.60 | 70 | 0.02 | 70 | 0.06 |
| 42 | 4.60 | 70 | 0.03 | 70 | 0.07 |
| 45 | 10.80 | 70 | 0.04 | 70 | 0.10 |
| 48 | 5.30 | 70 | 1.02 | 70 | 0.14 |
| 62 | 4.60 | 70 | 1.12 | 70 | 0.30 |
| 63 | 6.60 | 70 | 1.22 | 70 | 0.90 |
| 66 | 13.22 | 70 | 1.26 | 70 | 1.70 |
| | | 70 | 5.20 | 70 | 2.40 |
| | | | | 70 | 3.20 |
| | | | | 70 | 6.70 |
| 50.8±11.1[g] | 6.72±3.20 | 70 | 1.10±1.54 | 70 | 1.42±1.97 |

a : c, a : e; b : d, b : f } $P < 0.001$ by Student's t-test.

g) mean±SD.

Gann (Cancer Science), 73 : 108-110, 1982.

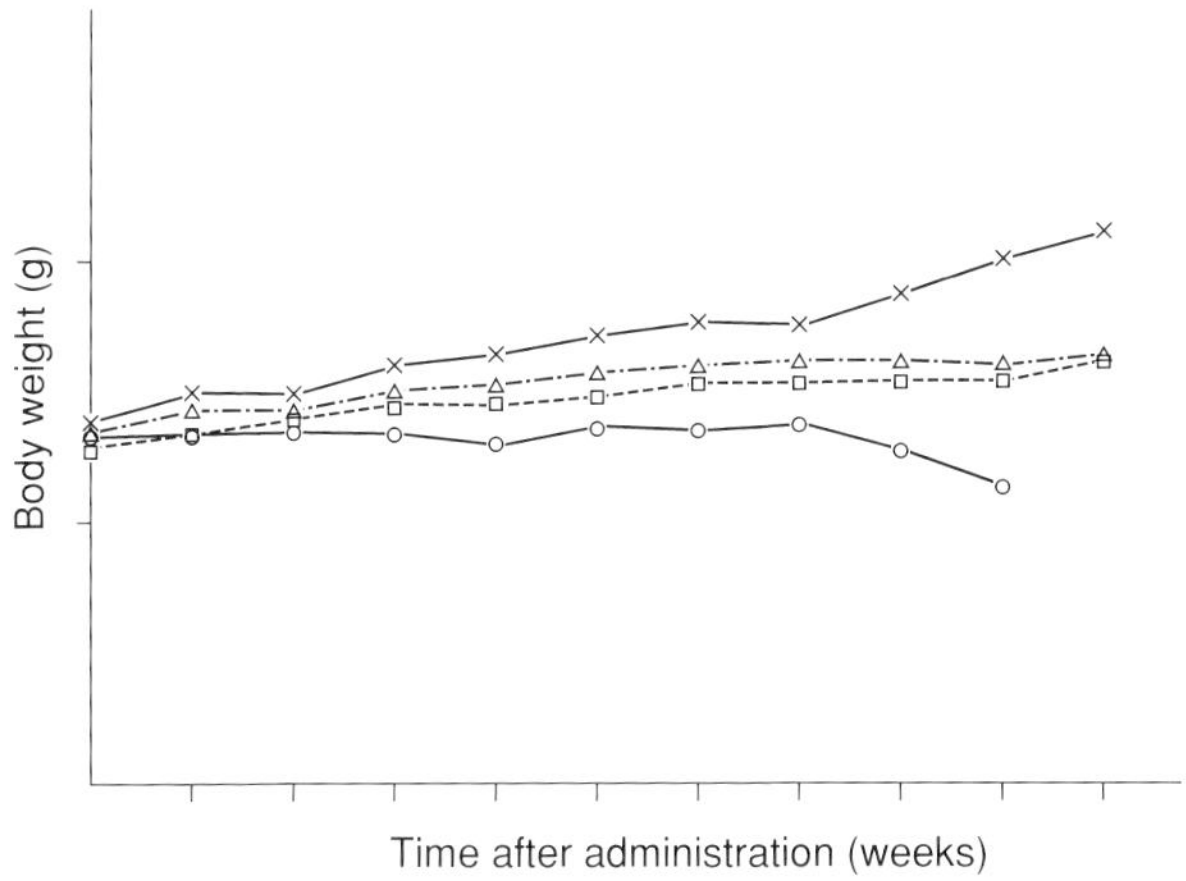

Effect fo FOY-305 administration on the change in average body weight of mice
×——× untreated mice; ○——○ MCA＋saline; △-·-·-△ MCA＋FOY-305, 10 mg/kg (ip)
□-----□ MCA＋FOY-305, 20 mg/kg (ip).

FOY-305処置群では腫瘍重量の著しい低減化（腫瘍の退宿）と有意な延命効果を観察する。FOY-305の連日2回10週間という長期大量投与にも拘わらず、処置群での担がんマウスの体重の減少は観察されない。このことは、薬剤の毒性がきわめて低いことを示唆している。

Mitotic Index of Tumor Cells 腫瘍細胞の有糸核分裂指数

| Group | Cell type | |
|---|---|---|
| | Basophilic cells | Eosinophilic cells |
| Saline alone (n=5) | 2.96±1.66[a)] | 0.89±0.60[d)] |
| FOY-305 (10 mg/kg) (n=5) | 0.48±0.17[b)] | 0.16±0.15[e)] |
| FOY-305 (20 mg/kg) (n=5) | 0.46±0.14[c)] | 0.16±0.15[f)] |

Average : mean±SD.
a : b, a : c P＜0.025 ; d : e, d : f P＜0.05 by Student's t-test.

FOY-305により著しい塩基好性細胞の核分裂指数の減少を見る。即ち、腫瘍細胞の分化が示唆される（組織像参照）。さらに、酸好性細胞のパーセンテージの減少は腫瘍細胞の生存率の低下を示唆する。組織像からも腫瘍（扁平上皮がん）の脱がん化が窺われる。

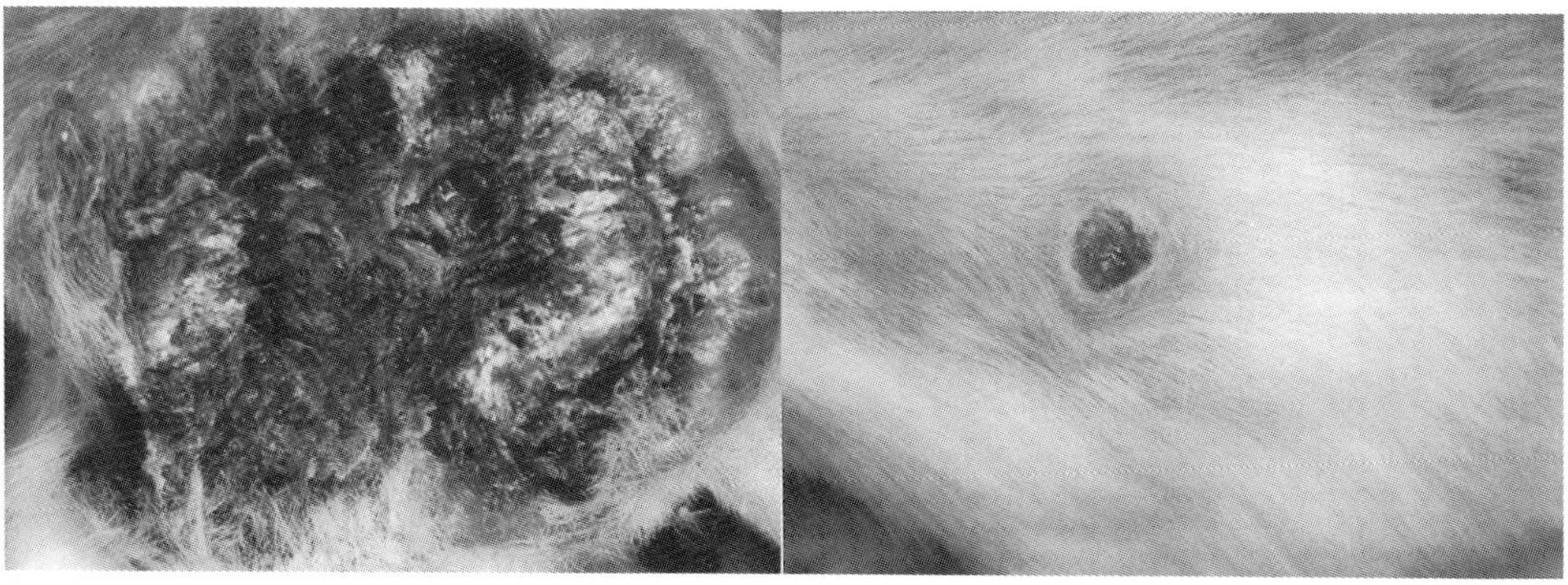

マウス自家発生皮膚がんの発育：コントロール群
右：直径 5 mm，実験開始時　　左：そのわずか 5 週後に巨大な腫瘍塊に発育する

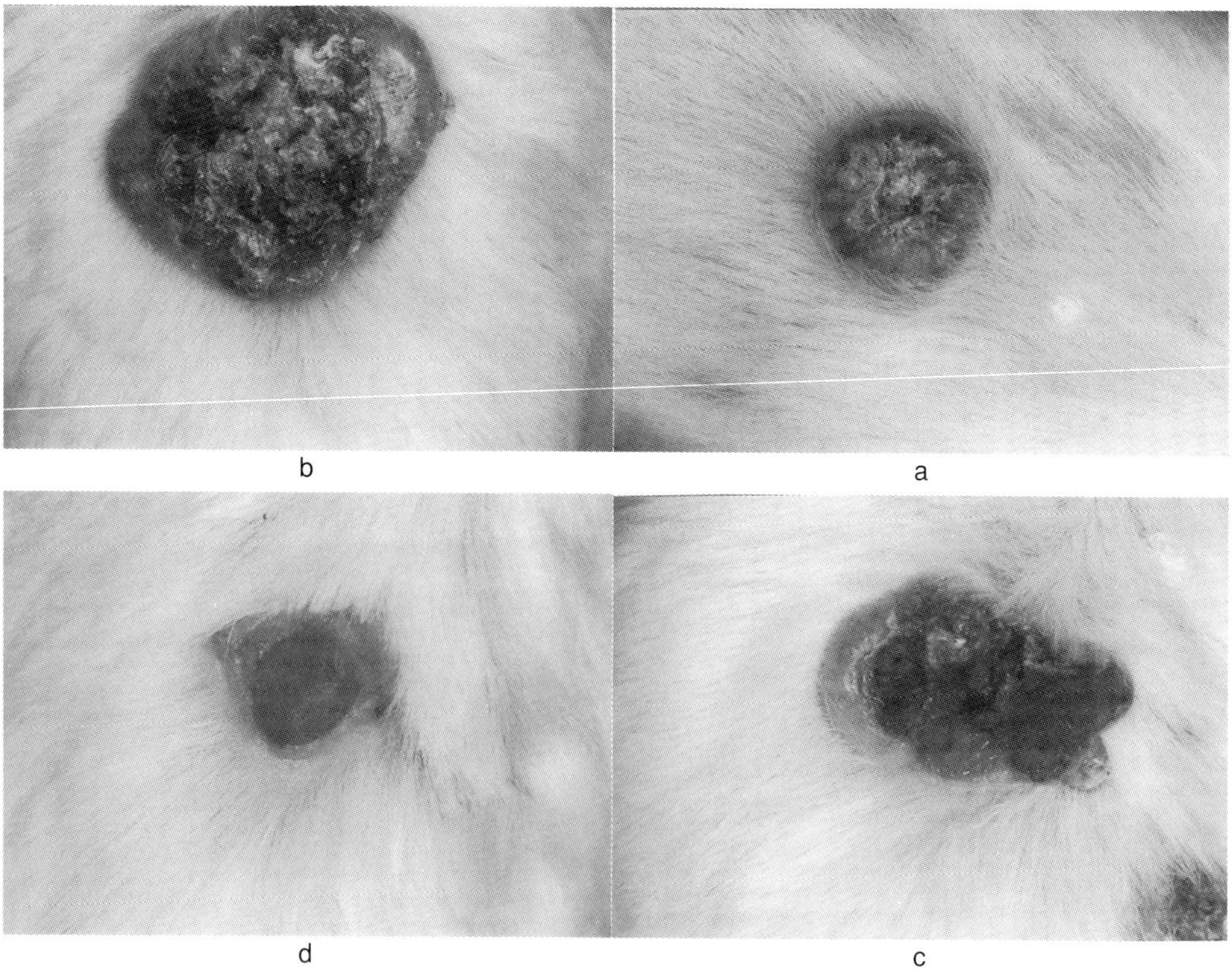


マウス自家発生皮膚扁平上皮がんへのメシル酸カモスタット FOY-305 投与の抗腫瘍効果
a：実験開始時 FOY-305，10 mg/kg × 2/日投与開始時　　b：5 週後，腫瘍は FOY-305 投与にも拘わらず，極めて緩慢であるがこの大きさまでは増大する　　c：FOY-305 投与 6 週後，腫瘍の角化壊死脱落がみられる　　d：8 週後，腫瘍のほぼ完全脱落を示す

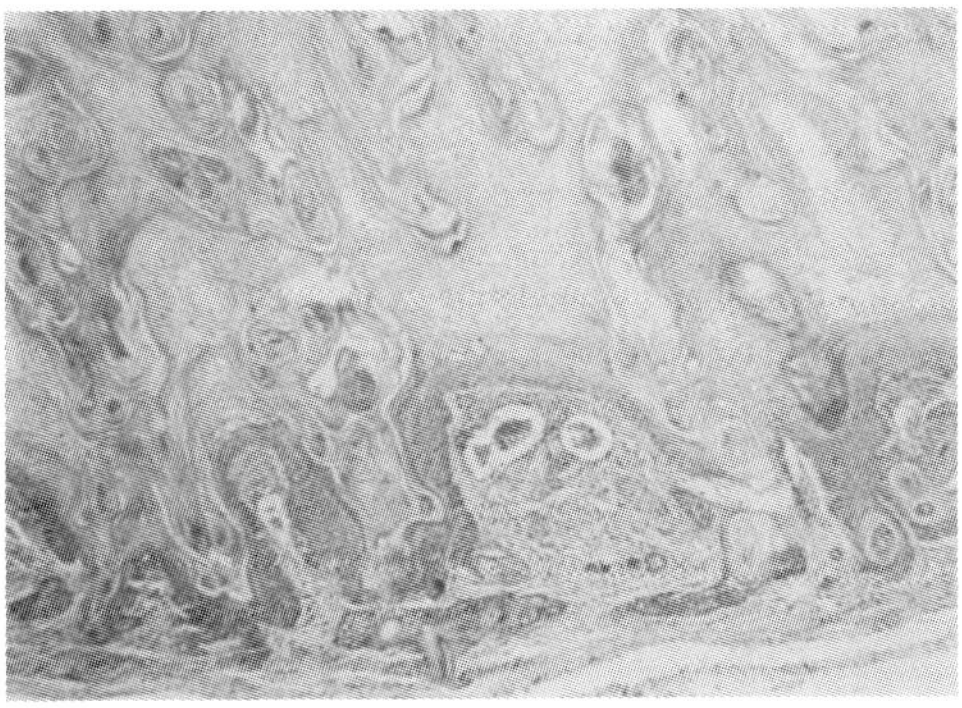

マウス自家発生皮膚扁平上皮がん（メシル酸カモスタット 10 mg/kg　1 日 2 回腹腔内投与 10 週目）
腫瘍組織は hyperkeratosis あるいは keratinized necrosis を呈する。

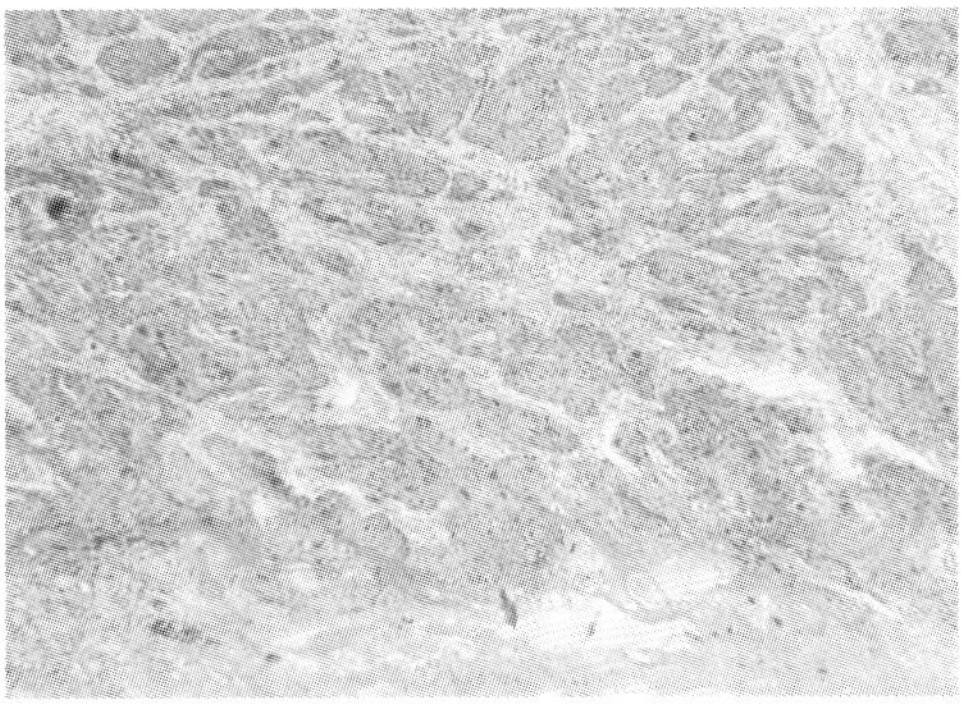

マウス自家発生皮膚扁平上皮がん（メシル酸カモスタット非投与群）
著しいがん細胞浸潤と abnormal mitosis がみられる。

め一級のがん学者たちの集まりに驚いたものさ。その結果、分子量が約４９０と小さく、細胞培養上も動物実験からも副作用がほとんどないことから、なんと驚いたことにきみが勤めていたこともある米国国立がん研究所（ＮＣＩ）がその薬剤を将来の臨床治験の前段階物質としてＮＳＡ３７７５５６という番号で登録してくれたんだ（ＮＣＩワークショップ写真、動物実験写真、mitotic index、ＮＣＩプレクリニカルパネル番号入り手紙）。さらに、ＮＣＩの薬物合成部のケネス・パウル博士、がん治療薬開発部のジョーン・ドウロス博士、おなじくナラヤナン部長からＮＣＩをあげてスクリーニングテストをしたいのでカモスタットのサンプルを送ってほしいと再三要望がきたんだけど、製造元のＯ社が二十の条件をつけたため同研究所が全部の条件はのめないといってあきらめたという経緯があるんだ。当時ＮＣＩが研究開発していてくれていたら、十数年まえにこの薬剤が副作用のない制がん剤としてちがう経過をたどっていたかもしれないね」

と、私が無念そうにいうと、クラーク氏はあっけにと

DEPARTMENT OF HEALTH & HUMAN SERVICES

Public Health Service

August 7, 1984

National Institutes of Health
National Cancer Institute
Bethesda, Maryland 20205

Dr. Motohiro Ohkoshi
Nagoya University, School of Medicine
Department of Oral Surgery
65 Tsuruma-cho, Showa-Ku
466 Nagoya, Japan

Dear Dr. Ohkoshi,

Thank you for your letter of June 8, 1984. I have some news for you; the National Cancer Institute will test FOY-305 in the preclinical Tumor Panel. We have given FOY-305 our accession number NSC 377556. Please keep this number handy. We will always refer to FOY 305 as NSC 377556 in future correspondence.

Professor Fujii has not responded to my request for 50 gm of FOY-305. We cannot test it if we cannot get either a sample or an experimental procedure for its synthesis. Can you help me obtain this material so that we can test it. If this is impossible can you obtain the experimental method for its synthesis. We will resynthesize it. In this case, it would be useful if you could also supply at least a small amount of pure material to use as a reference.

I am doing what I can to generate interest in FOY-305 here both among the preclinical and the clinical people. However, I need the help requested above. Please let me know if you can help.

Sincerely,

Ken Paull

Kenneth Paull, Ph.D.
Head, Acquisition Section
DS&CB, DTP, DCT, NCI
Landow Building, Room 5C-18
Bethesda, Maryland 20205

られたような顔をして、

「発がんに関する研究史上さっき出てきたスラーガー教授初め、その会に出席していたというトロル、アン・ケネディ、スローン教授の名を知らない学者はいないし、だってきみを指名したワッテンベルク教授といえばその後米国がん学会理事長をつとめた、我々にとっては雲の上の人だぜ。これで君が今回の学会でメインスピーカーとしてゴールデンタイムに発表した理由がのみこめましたよ。自分の研究分野とはちがうけど、ぜひ今後の健闘をいのっていますよ」

と、会場で質問したときとは打ってかわって恐縮した様子。

## 発がんの多段階説――アスベスト禍、タバコ、ウイルス、紫外線

化学発がんの二段階説は一九四十年代に提唱されていたが、はじめに発がんの多段階説を唱えたことでテキサス大学システムがんセンター、生化学科のトーマス・スラーガー教授は日本の朝日新聞の第一面で紹介されている。

ところで、発がんの機序（しくみ）は先にも出てきたスラーガー教授の多段階説が有名で、イニシエーション（遺伝子をつける開始期）、プロモーション（促進期）、プログレッション（進行期）の段階がある。その後の十年の研究で、がんは遺伝子の変異が発がんと進展への移行に三〜七段階という多段階に起こりうることが知られるようになった。

発がんウイルスやがん細胞に見出されるがん原遺伝子は正常細胞にも存在することも判明し、それらの遺伝子が何かの刺激で活性化してその遺伝子産物が正常を逸脱した情報を送り続けると「がん化」の原因になったりその進展に作用するといわれている。

さらに、がん抑制遺伝子が変異すると抑制機能の喪失がおこり、発がんに大きな意味をもつことがわかってきた。

ここで発がんから転移にいたる段階とそれに関与する諸因子についてのべてみよう。

**イニシエーション（遺伝子をつける開始期）は、**

物理学的には紫外線、放射線、生物化学学的には虚血、炎症、ウイルス、石油や石炭の分解産物、一

部の農薬、食物中の着色色素、建築材料のとくに青色石綿（アスベスト）、かびのアフラトキシン、タバコの成分などにより正常な細胞の遺伝子ＤＮＡが少なくとも二回は傷つけられ、がんになる能力を得た段階である。

タバコを例にとるなら、タバコはベンツピレン、ベンツアントラセン、ニコチン、カドミウム、ニトロサミンをふくむ二十種類以上の発がん物質を含有しており、これら不安定なフリーラジカル（不安定過激分子）がＤＮＡを傷つけることが知られている。ここでニコチンは発がん物質というよりは耽溺性が問題になる。

このところアスベスト公害による肺胸膜のがん「中皮腫」と、肺がん罹患率がおおいに問題化している。この場合、女性の罹患率は男性のそれのなんと十八倍といわれている。

米国のハモンド博士はアスベスト肺がんの発がん率は喫煙が加わると非喫煙者のそれに比べて数十倍であることを、二十年以上も前に発表しているのである。

喫煙と発がんに関して、口腔がんでは６００というブリンクマンの指標がある。これは一日二十本のタバコを吸う人が三十年吸いつづけた場合、あるいは、一日三十本の人が二十年吸いつづけると発がんしやすくなるというものである。

日本では口腔がんの発現率は全身のがんのうち二〜三パーセントであるが、インドでの口腔がんの発現率は全身のがんのほぼ五〇パーセントを占めている。

これは嗜好品の噛みタバコが原因であることが確かめられている。噛みタバコの場合、タバコにふくまれる発がん物質によるイニシエーション（遺伝子損傷）と炎症というプロモーション（促進期）が同時におこっているのだろう。

タバコを二十本と酒一合半、毎日たしなむ人はそれらをやらない人に比べて三十倍も発がん率が高まるという報告があるほどに喫煙はおそろしい習慣なのである。

ところで肺がんの場合には、喫煙指数四〇〇以上の人は肺がん発生高危険群とされている。

ここ数年、わが国では全身のがん死亡率の一位は肺がんが占めている。十年後の国内のがん死亡数は現在の三十万人から四十万人に増えることが予想され、そのうち肺がんによる死亡率は十二万人を超えることが推計されるという。

排ガスの増大に加えて女性の喫煙の増加も肺がんのみならず全身の発がん率を高めている。

最近、一日二十本十一年間喫煙した高齢女性は、喫煙歴のない女性と比べて乳がんの罹患リスクが三十~四十パーセント増加することが米国の疫学調査で判明した。

タバコを吸う人は吸わない人に比べ、男性で四~五倍、女性で二~三倍も肺がんにかかりやすくなるといわれている。

タバコは単に煙の通り道に発がん能を発揮するだけではなく、タバコの含有する二十種類以上の発がん物質が血液にとけこみ全身の臓器に為害作用をおよぼすことが意外に知られていない。循環器系では血管の内皮細胞がタバコが原因のフリーラジカル（不安定な過激分子）で損傷されて動脈硬化を誘発するごときである。

一方、南半球のオーストラリアでは強い紫外線のため年間十四万人もの皮膚がんの発生をみるという。公害によるオゾン層の破壊はさらにつよい紫外線の被爆をもたらすことはほとんど常識化しているが、地球の温暖化もふくめて対策が急がれるところである。

そのほか発がんは生体内で自然に発生している活性酸素によることがある。

活性酸素は${}^1O_2$（一重項酸素）、$O_2^-$（スーパーオキサイド）、$H_2O_2$（過酸化水素）、・OH（ヒドロキソラジカル）に分けられる。そのほかにこの活性酸素ファミリーには過酸化脂質、プロスタグランジンなどが属する。

生体内では生命活動を維持するために、酸化力のつよい活性酸素が常時発生している。その活性酸素は生体内ではエネルギーを産生する際や貪食細胞が病原菌などの異物を攻撃したりするときなどに生体に必要かつ有効なもので常時発生しているものだが、不健康な生活習慣や体質などにより不必要に活性酸素がたくさん発生する場合には、これらの活性酸素は生体内にそなわっている抗酸化システムでは捕捉しえなくなり、遺伝子DNA（デオキシリボ核酸）、脂質、酵素を含むたんぱく質など生体を構成する成分に酸化損傷をあたえて遺伝情報を乱し、とくにDNAの損傷は発がんや諸種の生活習慣病の原因になったりする。

とくに活性酸素スーパーオキサイドは発がん遺伝子を誘導することが知られている。また、活性酸素・OH（ヒドロキソラジカル）はDNAの塩基に作用して誤複製を通じて遺伝子突然変異を誘起する。そしてDNA主鎖に作用した場合にはDNAの複製の障害となり、染色体の異常につながる。染色体の突然変異は遺伝子突然変異に比べて影響が広くおよぶため、良性から悪性への転換に重要な役割を果たす。

この酸化ストレスにより発症・進行するシステムの解明がすすみ、発がんだけでなく生活習慣病や老化にも原因となっていることが判明し、逆にその予防の研究も盛んになってきた。

生体内には抗酸化システムとしてグルタチオンペルオキシダーゼやスーパーオキサイドデスムターゼ（SOD—スーパーオキサイド消去酵素）、カタラーゼなどが備わっているが、フリーラジカルを不活性化できる閾値をこえると生体の恒常性はくずれる。

このような活性酸素を消去するものすなわち抗酸化物質には、食品ではアメリカの国立がん研究所が発表したデザイナーフーズ・ピラミッドとして、頂点ににんにく、キャベツ、ショウガ、大豆、にんじん、セロリがあげられ、中層に緑茶、玄米、たまねぎ、ブロッコリー、レモンなどの柑橘類、トマト、なす、ピーマンなどが推奨されている。

ビタミンでは$B_2$、C、E、A（ベータカロチン）、$B_6$、$B_{12}$、葉酸が、ミネラルでは、亜鉛、セレン、マンガン、リチウム、などが抗酸化物質と考えられている。

亜鉛を含む代表的な食物は、貝類の牡蠣が突出しており、和牛のもも肉、豚レバーと続く。セレン（セレニウム）は早くから抗がん作用のあるミネラルとして錠剤などで市販されている。セレンの抗酸化作用はビタミンEの百倍近くといわれている。ビタミンEと併用すると免疫賦活効果があり、内臓、乳がん、皮膚がんを予防したという論文はあまたにある。

ところで、食事中のビタミンEはこれまで有益面だけが報告されてきたが、最近、アルファαトコフェロールは問題ないが、コーン油などにふくまれるガンマγトコフェノールには細胞死を誘発し、パーキンソン病、心疾患、糖尿病などに関係する細胞応答を誘発するというニュースがある。もっともそれを否定する論文も出ては来たが。

マンガンには細胞表面を保護する作用もあり、含有食品には肉類、牡蠣、アサリ、海藻類、黄色野菜などがある。リチウムはとくに岩塩に多くふくまれ、トルコ産の食塩のこのミネラルの含有量はわが国の食塩のそれの数十倍といわれる。さらにリチウムを多く含む食品には、いわしの丸干し、干ひじき、アサリなどがある。

発がんを食物からいえば、脂肪に富む肉を過度に摂ればその消化の過程で生じるニトロサミン（発がん物質）と過剰に分泌される胆汁とにより、大腸がんの発生率が高まることも知られている。

便秘は消化器がんのうち特に下部消化管である大腸がんの発生とも関係するために、食物による予防として繊維質に富むオオバコ、モロヘイヤのほか、すこしネバネバする緑黄色野菜が推奨される。

胃がんは日本が世界一発がん率が高い。しかしハワイの日系一世の発がん率は欧米人並みである。これに関しては乳製品の摂取量が影響していることが考察されている。いっぽう大腸がんや乳がんの発現率は欧米人並みに増大してきている。

ここに胃がんとピロリ菌の関係が取りざたされている。

塩分の多い食事はピロリ菌（ヘリコバクターピロリ）の増殖を促す。しかしピロリ菌が毒素をだして胃粘膜を発がんさせるというよりも、ピロリ菌の増殖によって胃粘膜に炎症がおこると炎症性細胞浸潤（リンパ球、マクロファージ、好中球の集族）が起きやすく、炎症部位に大量のフリーラジカルが産生される。

さらに胃がんの発生には炎症性サイトカインであるＴＧＦ—α、ＩＬ（インターロイキン）—６、ＩＬ—８などが関与し、とくにＩＬ—８は強力な化学誘発物質である。

このピロリ菌を減少させるのにジェラニルジェラリルアセトン（商品名テプレノン）がサイトカインのＩＬ—８を阻害するので使われている。ところで発がんの次段階は次のようである。

**プロモーション（促進期）は、**

イニシエーションを経た細胞が炎症などのプロモーターにより細胞の膜などが修飾され形質変換をお

こした段階である。変なたとえだが人間ならばエンターテイナーになれるにはいくら才能があっても良いプロモーターがいなければ変身、進化して大をなさないのと似ているかもしれない。細胞の場合はこの段階で分裂増殖能を獲得してはじめて「がん」と呼ばれるようになる。

ごく最近厚労省研究班が大規模調査で、体内の炎症の指標となる血清中のＣＲＰというたんぱく質の値が高いほど大腸がんになりやすいことを明らかにした。今後さらなる「炎症と発がん」を結び付けるデータの蓄積から発がんのしくみが明確にされ、それに伴って「発がんの予防法」も身近なものとなろう。

**プログレッション（進行期）とは、**

がんが存在するために、急性炎症細胞が活性酸素やサイトカイン（炎症や免疫反応において細胞間に働く情報伝達物質）、さらに慢性炎症細胞の産生するサイトカインや増殖因子が内因性促進因子として作用し、がん細胞の悪性化が一層促進される。この段階になるとがん細胞はひとところで野放図に増大するだけでなく、近くの血管やリンパ管に入りこみさまざまな臓器に転移する。さらに悪性度の高い腫瘍へと変身進化してゆくのである。

がんの怖さはその転移にある。がん転移の機序（しくみ）は次のように考えられている。

がん細胞が周辺組織の基底膜を破り浸潤増殖し、つぎに細胞の分離が起こりがん細胞は血管やリンパ管に入りこんで移動し、局所（近傍）リンパ節や遠隔臓器に定着しそこで増殖して転移巣を形成する。がんの転移はそれで終わらず、転移巣には血管新生因子により脆弱な血管が形成され、その新生血管か

## 炎症の経過におけるメディエーター、プロテアーゼ、プロテアーゼインヒビターの役割

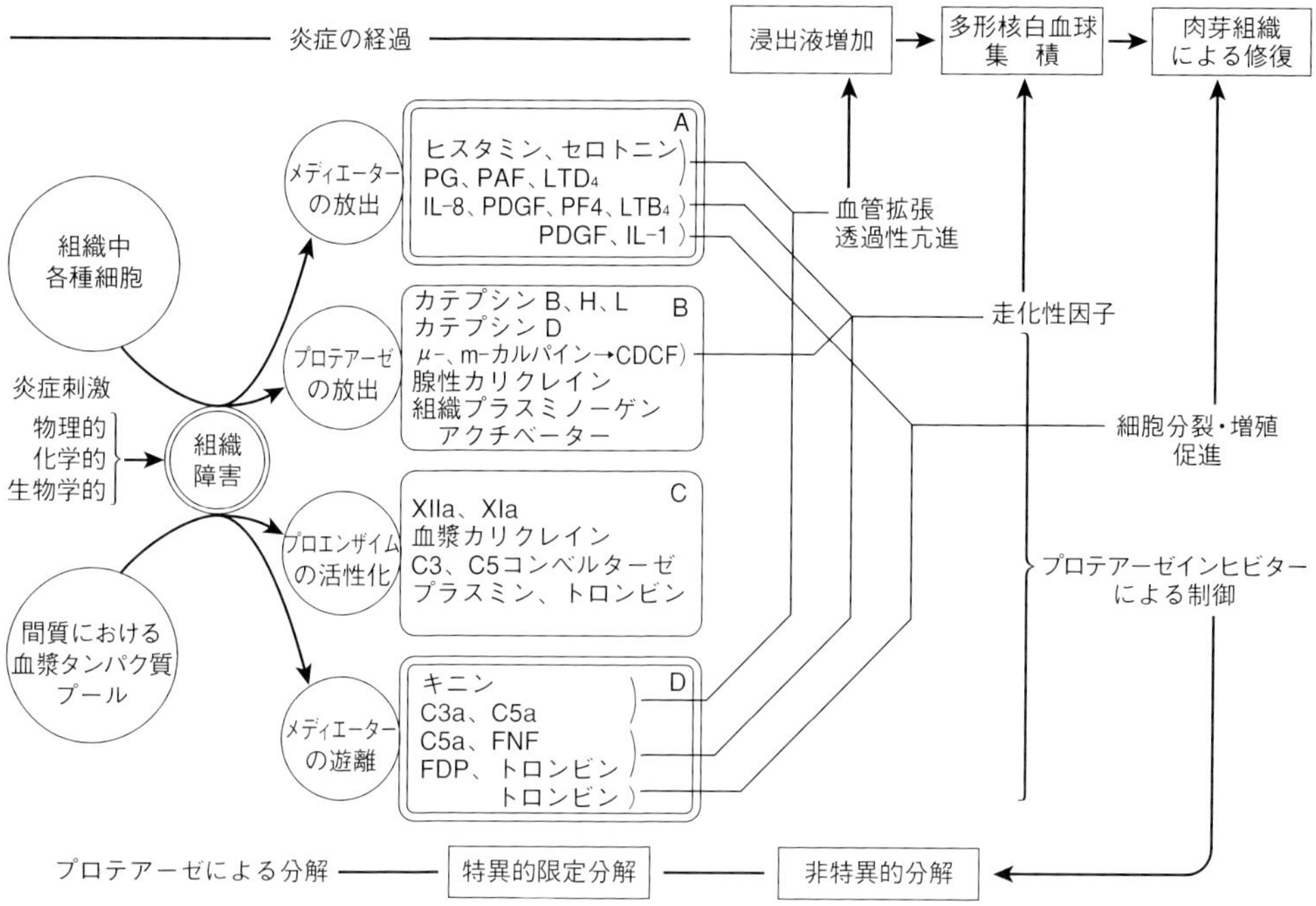


プロテアーゼと生態機能、鈴木紘一編；佐々木実ほか：炎症とプロテアーゼ、現代科学増刊22：261, 1993.

ら新たな転移がおこり全身転移へと進展してゆく。

転移に関する血管新生にも、プラスミノゲンアクチベーターならびに活性化プラスミンがおおきく関与している。この点からもプラスミン阻害剤エフパンのがん転移予防における役割は大きい。

がんの転移には細胞がタンパク分解酵素を分泌してたんぱく質コラーゲンに富む細胞外マトリックス（基質—ラミニン、フィブロネクチン、ヘパリン、コンドロイチン硫酸、コラーゲンなどで構成）を溶かし、周辺に浸潤したのち血管壁基底膜をやはり酵素的に破壊して血管内にもぐりこむことが知られており、関与する筆頭酵素の活性をエフパンが阻害することで

## 炎症におけるメディエーター

| 作用 | 名称 | 構造 | 起源 | 標的細胞 | プロテアーゼの関与 |
|---|---|---|---|---|---|
| 血管作動性メディエーター（vasoactive mediators） | ヒスタミン | ヒスチジン誘導体 | 肥満細胞，好塩基球 | 血管内皮細胞 | 血管内皮細胞 |
| | セロトニン | トリプトファン誘導体 | 肥満細胞，血小板 | 血管内皮細胞 | 血管内皮細胞 |
| | PAF | ホスホグリセリド | 好中球，好塩基球，好酸球，マクロファージ，肥満細胞，血小板，血管内皮細胞 | 血管内皮細胞 | 血管内皮細胞 |
| | $PGE_2$, $PGI_2$ | アラキドン酸誘導体 | 肥満細胞 | 血管内皮細胞 | 血管内皮細胞 |
| | $LTD_4$ | アラキドン酸誘導体 | 肥満細胞 | 血管内皮細胞 | 血管内皮細胞 |
| | C3a | ペプチド（77 残基） | 補体 C3 | 血管内皮細胞 | C3 コンベルターゼ，プラスミン |
| | C5a | ペプチド（74 残基） | 補体 C5 | 血管内皮細胞 | C5 コンベルターゼ |
| | ブラジキニン | ペプチド（ 9 残基） | 高分子キニノーゲン | 血管内皮細胞 | 血漿カリクレイン，Ⅺa，Ⅻa |
| | カリジン | ペプチド（10 残基） | 低分子キニノーゲン | 血管内皮細胞 | 腺性カリクレイン，プラスミン，カルパイン |
| 走化性因子（chemotactic factors） | PDGF | ペプチド（Mr 32 K） | 血小板 | 好中球，単球 | |
| | PF 4 | ペプチド（Mr 7.8 K） | 血小板 | 好中球，単球 | |
| | $LTB_4$ | アラキドン酸誘導体 | 肥満細胞 | 好中球，リンパ球 | |
| | IL-8 | ペプチド（Mr 8 K） | 単球，マクロファージ，線維芽細胞，血管内皮細胞 | 好中球，好塩基球，Tリンパ球 | |
| | C5a | ペプチド（74 残基） | 補体 C5 | 好中球 | C5 コンベルターゼ |
| | トロンビン | ペプチド（290 残基） | プロトロンビン | 単球，マクロファージ | $X_a$（$Ca^{2+}$, V', リン脂質存在下） |
| | FDP | ペプチド（Mr1 ～ 5K） | フィブリン，フィブリノーゲン $IgG_2$，$IgG_4$ | 好中球 | プラスミン |
| | ロイコエグレッシン | ペプチド（Mr140K） | フィブロネクチン | 好中球 | システインプロテアーゼ |
| | FNF | ペプチド（Mr 90 K） | $\mu^-$，$m^-$ カルパイン | 線維芽細胞，単球 | プラスミン，カテプシン D |
| | CDCF | ペプチド（4 ～ 26 残基） | | 好中球，単球，リンパ球 | カルパイン（自己消化） |
| 細胞分裂促進因子（mitogens） | PDGF | ペプチド（Mr 32 K） | 血小板 | 線維芽細胞，血管平滑筋細胞 | |
| | ECGF | ペプチド（Mr170K） | 神経組織 | 血管内皮細胞 | |
| | IL-1 | ペプチド（Mr17.5K） | マクロファージ，好中球，線維芽細胞 | Tリンパ球，線維芽細胞 | |
| | トロンビン | ペプチド（290 残基） | プロトロンビン | 線維芽細胞 | $X_a$（$Ca^{2+}$, V', リン脂質存在下） |

PAF：血小板活性化因子，PG：プロスタグランジン，LT：ロイコトリエン，PDGF：血小板由来増殖因子，PF4：血小板第Ⅳ因子，IL：インターロイキン，FDP：フィブリン／フィブリノーゲン分解産物，FNF：フィブロネクチンフラグメント，CDCF：カルパイン由来走化性因子，ECGF：内皮細胞増殖因子，V'：活性型 V 因子

（プロテアーゼと生態機能，鈴木　紘一　編；佐々木　実　ほか：炎症とプロテアーゼ，現代科学増刊 22 :258, 1973）

**悪性腫瘍細胞の転移の諸ステップとそれに関与する因子**

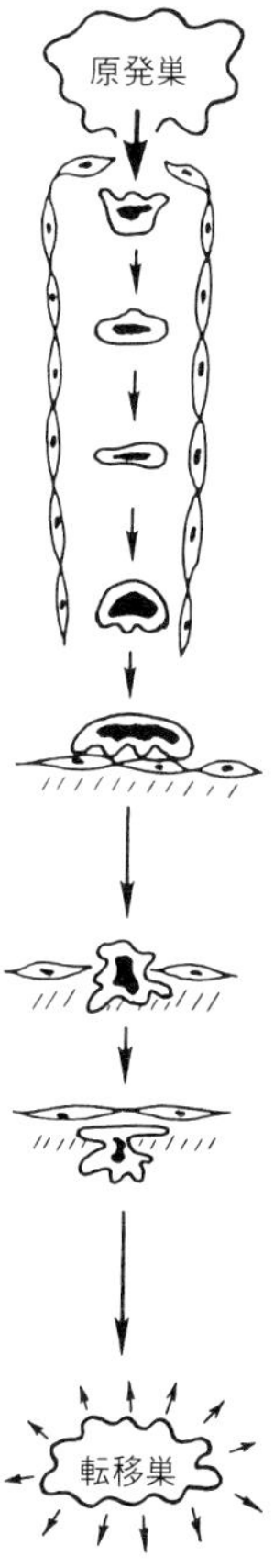


**Release and（遊離）Intravasation（脈管侵襲）**

1. 腫瘍細胞表面の特性
2. 腫瘍間質血管新生因子（TAF）
3. 腫瘍細胞プロテアーゼ
4. 腫瘍間質，基底膜
5. 凝固線溶系など
6. 宿主反応（炎症・免疫反応など）

**Circulation（循環）**

1. 宿主防御機構（NK細胞など）
2. 凝固線溶系
3. 物理的外力（血管，血流，血液粘性，血球成分）
4. 腫瘍細胞相互の反応

**Arrest（定着）**

1. 腫瘍細胞表面の特性
2. 血小板，プロスタグランディン
3. 血管内皮細胞
4. 腫瘍細胞の変形能
5. 凝固線溶系
6. 物理的外力（血流など）

**Extravasation（脈管外逸出）**

1. 腫瘍細胞表面の特性
2. 腫瘍細胞の変形能
3. 腫瘍細胞プロテアーゼ
4. 血管内皮細胞，基底膜
5. 宿主反応（炎症，免疫反応など）
6. 腫瘍の血管内増殖
7. 血小板

**Growth（増殖）**

1. 腫瘍細胞プロテアーゼ
2. 宿主免疫反応
3. 腫瘍間質血管新生因子（TAF）
4. 宿主炎症反応（好中球，リンパ球，マクロファージ）
5. 腫瘍間質（“Desmoplasia” など）
6. 宿主の各種内分泌ホルモン
7. プロスタグランディン
8. 原発巣の影響

（田中健蔵・他：癌と化学療法，11 : 2454, 1984.）

## 癌の浸潤転移におけるプロテアーゼの作用と、インヒビターによる阻害作用

転移と浸潤に関連しているおもな細胞外マトリックス分解酵素

| 酵素のクラスと名称 | ECMの基質 | インヒビター |
|---|---|---|
| **マトリックスメタロプロテイナーゼ** | | |
| コラゲナーゼ（MMP-1） | コラーゲンⅠ、Ⅱ、Ⅲ、Ⅹ | 血小板第4因子（PF4） |
| 72kDゼラチナーゼ、<br>タイプⅣコラゲナーゼ（MMP-2） | コラーゲンⅣ、Ⅴ、Ⅶ、Ⅹ | ［共通］<br>1, 10-フェナンスロリン、EDTA |
| 92kDゼラチナーゼ、<br>タイプⅤコラゲナーゼ（MMP-9） | コラーゲンⅣ、Ⅴ、ゼラチン | TIMP*、TIMP-2<br>LIMP、オボスタチン |
| ストロメライシン（MMP-3） | プロテオグリカン、ラミニン | $\alpha_2$-マクログロブリン |
| ストロメライシン2（MMP-10） | フィブロネクチン | $\alpha_1$-マクログロブリン<br>$\alpha_1$-インヒビター3 |
| ストロメライシン3（MMP-11） | フィブロネクチン、ゼラチン | |
| Pump-1、マトリン（MMP-7） | | |
| **メタロアミノペプチダーゼ** | | |
| アミノペプチダーゼB, N（CD13） | プロエンザイム<br>コラーゲンフラグメント | ベスタチン*、アマスタチンA<br>アルファメニンB |
| **システインプロテイナーゼ** | | |
| カテプシンB, H, L | ラミニン、プロテオグリカン | ステフィンA, B、ロイペプチン*<br>E64、シスタチンC, S |
| **アスパルティックプロテイナーゼ** | | |
| カテプシンD | ラミニン、プロテオグリカン | ペプスタチン |
| **セリンプロテイナーゼ** | | |
| プラスミン | フィブリン、プロテオグリカン | $\alpha_2$-プラスミンインヒビター |
| tPA, uPA（ウロキナーゼ） | プラスミノーゲン | PAI-1、PAI-2、PN-1 |
| カテプシンG | ラミニン、フィブロネクチン | $\alpha_1$-プロテイナーゼインヒビター |
| エラスターゼ | エラスチン、コラーゲンⅣ | エグリンC、エラスタチナル |
| トロンビン | プラスミノーゲン、フィブロネクチン | アンチトロンビンⅢ-ヘパリン |
| 腫瘍トリプシン（TAT） | コラーゲン、プロエンザイム | TAT-1、FOY-305* |
| **エンドグリコシダーゼ** | | |
| ヘパラナーゼ | ヘパラン硫酸 | ヘパリン*、スラミン*、フロイダン* |
| ヒアルロニダーゼ | ヒアルロン酸 | デキストラン硫酸*、カラゲナン* |
| **エクソグリコシダーゼ** | | |
| $\beta$-グルクロニダーゼ | グリコサミノグリカン | サッカロ1, 4-ラクトン |
| N-アセチルグルコサミニダーゼ | 糖蛋白糖鎖 | 2-アセトアミド2-デオキシ |
| N-アセチルガラクトサミニダーゼ | | 1, 5グルコノラクトン |

詳細は文献2を参照。＊印は転移抑制作用が報告されている。　（中島元夫：実験医学，10 : 37, 1992.）

ECM：細胞外マトリックス

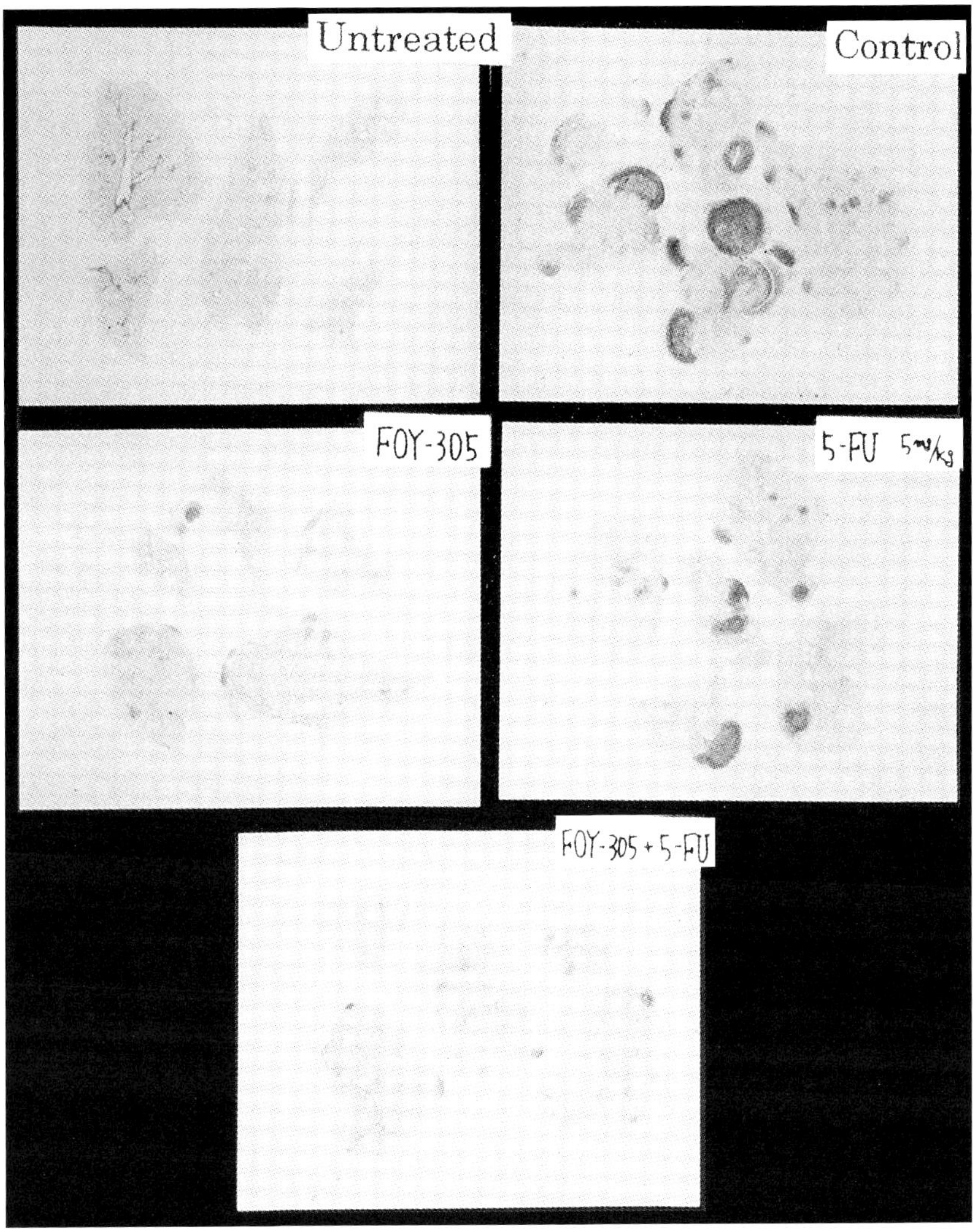


Lewis 肺ガン細胞 $10^6$ 個をマウス尾静脈から移植し、FOY−305　0.1％混入飼料を与えた時、FOY−305 は単独投与にもかかわらず血行転移を著しく抑制した（$p < 0.025$）。一方、抗ガン剤 5−FU　5 mg/kg を移植後 1 日おきに腹腔内投与した時、5−FU はわずかな転移抑制を示したものの、有意差はなかった。しかし、プロテアーゼインヒビター FOY−305 と抗がん剤 5−FU の併用投与では著しい血行転移抑制が見られた（$p < 0.001$）。

in vivo, 19 : 133-136, 2005.

Lewis 肺癌の血行性転移に対する 5-FU と FOY-305 の併用効果

| Treatment | No. of metastasis of pulmonary surface (mean ± SE) | Dry weight of pulmonary metastasis (mg) (mean ± SE) | n |
|---|---|---|---|
| Control | 54.6 ± 6.9 | 30.1 ± 3.7 | 16 |
| FOY-305 (0.1% in the diet) | 31.7 ± 5.8 ** | 19.0 ± 1.5 | 12 |
| 5-FU (5mg / kg × 7 : ip) | 38.5 ± 5.6 | 24.9 ± 2.9 | 11 |
| FOY-305 + 5-FU | 23.8 ± 5.7 *** | 17.2 ± 1.6 ** | 12 |

* : $p < 0.05$　** : $p < 0.025$　*** : $p < 0.005$　**** : $p < 0.001$

セリンプロテアーゼインヒビターFOY-305の0.1%含有飼料だけでもLewis肺がんの血行転移を有意に抑制できる（p<0.025）。従来型抗がん剤5-FU単独では有意差がなかった。一方、両薬剤の併用では一層の転移抑制効果が観察された（p<0.001）。この成績は併用により両薬剤の弱点を補い、ともに力価を減量して長期使用を可能にし得ることを示唆する。

in vivo, 19 : 133-136, 2005.

がんの浸潤と転移を抑制できたというのが今回の私の発表である。

この発表内容は今回の学会主催者ジョーン・デリナシオス博士が主宰である国際誌 in vivo（Vol.19, 2005）に掲載されることが決まっている（Lewis 肺がん写真）。

カモスタットの転移に関する作用機序は、がん細胞表面で活性化が亢進しているトリプシン、プラスミンあるいはそれらによって活性化されるコラゲナーゼなどの作用をカモスタットが阻害することによって、細胞ががん胞巣（一群の細胞の塊）から剥がれて局所で浸潤したり脈間内に入りこむのを抑制し、併せて血液凝固に関係する酵素トロンビンを阻害して腫瘍血栓形成を抑制することによって、実験的に他臓器に移植されたがん細胞が肺に転移するのを有意に防止できたことを証明したものであった。

がんの転移にはインテグリンほかの接着因子も関係するが、ここでは省略する。

がん転移の抑制剤としては血管新生阻害剤としてアバスチンが最近使用され始めた。これはジェネンチック社が開発し、米国FDA（食品医薬品管理局）で二〇〇四年に承認されたばかりのもので、欧米とアジアでは僅かにタイ、シンガポールで承認されている。対象は大腸がんに限られ、本体はＶＥＧＦ（Vascular Endoterial Growth Factor 血管増殖新生因子）に対するモノクロナール抗体で静脈注射がおこなわれる。

一方、カモスタットは低分子で錠剤内服が可能であり、発がん、がん細胞の増殖、がんの局所浸潤ならびに転移を広範囲に阻害する利点がある。

私のこれらのアイディアの発端は、そもそも統一前の西ドイツ、フライブルク大学医学部細胞学研究所に留学したときにはじまる。そこは、炎症を病理学的に定義した歴史的医学者の名をとってルードヴィッヒ・アーショフ研究所とよばれている。外科系の大学院を出てがん医療にたずさわりはじめたころ、この病気は細胞学のレベルで本質を知らなければ太刀打ちできないだろうと思いはじめていた。

## がん研究者への道―ドイツ留学

そんな矢先、自分の領域ではもっとも多い扁平上皮がんの病理に関する国際論文を目にすることがあり、矢も盾もたまらず論文の著者のエーラート教授に指導をうけたい旨の手紙を書き容易にうけいれられた。

そこは、マックス・プランク研究所とならんでドイツではがんの研究がさかんなところであり、日本のがん研究の黎明期、ラットに肉腫（吉田肉腫）を発生させた吉田富三博士や自分の前立腺がんを女性ホルモンで治療し、がんのホルモン療法の道を開いた緒方知三郎東京帝国大学医学部教授など名だたる学者が若きころに留学したところであった。

ついでだが、東京大学医学部出身の吉田博士は、長崎大学から東北大学を経て東京大学医学部病理学教授になった後も、中央に研究費が集中することなく、日本全体にがん研究費を分散させるべく「がん特別科学研究費（がん特）」を当時の文部省に提言し、それを実現させたという事実がある。ひとりの賢人の出現が現在世界第二位という日本のがん研究の礎を築くきっかけとなった。

それに先立ち、近代病理学の祖で、がん細胞を発見したウイルヒョウが活躍していたベルリン大学に一八九一年から留学していた東京帝国大学病理部の山極勝三郎博士（のちに教授）は、一九一五年、コールタールを六百六十日間ウサギの耳の皮膚に塗りつづけ、世界で初めて人工的に「皮膚がん」を造るという歴史的偉業をなしとげた。さらに同教授は世界初日本発「癌」の国際雑誌「ＧＡＮＮ」を一九〇七年（明治四十年）に創刊して、世界のがん研究に先鞭をつけた。

胃がんの実験的発がんでは、現在、国立がんセンター名誉総長の杉村隆博士が四十年ほど前に世界に先駆けて成功し、五二歳という若さで文化勲章にかがやいた。

杉村博士は、東京大学医学部卒業後、放射線医学教室に入り、放射線生物を研究。財団法人癌研究会癌研究所に移ると、中原和郎所長の下で4・ニトロキノリン・1・オキシドというユニークな発がん物質を見つけた。その後、三年間べセスダの米国国立がん研究所と、クリーブランドのウエスタン・リザーブ大学で生化学を学ぶ。帰国後、国立がんセンター創立とともに移籍し、前記の実験胃がん発生を通じて、がんがDNAの変異によることを強調した。

博士は研究だけにとどまらず、日米のがん研究協力計画や、高松宮妃癌研究基金の活動ほか国際的に幅広く活躍するとともに、国立がんセンターの充実に寄与した。

ところで世界初のがん国際雑誌「GANN」の名称が十余年前に呼称がJapanese Journal of Cancer Researchに変えられ、今は、さらにCancer Scienceと改名し引用率の高い国際誌となった。山極博士の燃えるような先人としての情熱が感じられる一面である。

私は二度目のドイツ留学だったので言葉に苦労はなかった。ところが、現地に着くとエーラート教授の研究テーマは肝臓がんに変わっていた。頑固に扁平上皮がんの研究の希望を主張すると、口腔病理が専門のC・M教授を紹介された。

彼はウイーン出身のオーストリア人で初対面に「ハイル、ヒットラー、テンノウヘイカ（天皇陛下）、バンザイ（万歳）」

と言った。同室のドイツ人の同僚たちも彼の言葉に顔をしかめた。私が片手をあげれば吹っ飛びそうな小男だった。そこでいきなり、抗てんかん薬ダイランチン（ジフェニル・ヒダントイン）の副作用でおこる歯肉肥大症の組織標本を一枚私に渡たし、その原因を細胞培養で証明してみてくれと言った。

彼の無愛想な態度と、がんの研究をするために来たのにまったく関係ないテーマをあたえられたことに二、三日は自室で悶々としていたが、このまま日本に帰る気にもならず与えられた一枚の標本を顕微鏡でのぞいた瞬間、歯肉の肥大は歯牙に接した不潔な所で最大であるところから、不潔―細菌感染―細菌性酵素―ストレプトキナーゼ（プラスミノゲンアクチベーター）―プラスミン―細胞接触阻害の阻害―細胞増殖、それならば細胞の増殖抑制にはプラスミンの阻害剤をあたえてやればいいではないかという一連のアイデアが電撃的に降って湧いたのだった。

一変意欲満々C・M教授からあたえられたテーマと平行して自分のアイディアとして、ペーター・カーデン実験助手長、若くて美しいウルスラ・ヴェーデル、エステル・ワインベルガー女性助手の献身的協力のもと二つのテーマを同時進行させた。ドイツ人の同僚たちの話ではC・M氏は、両親と少年であった自身が第二次大戦中ヒットラー（ウイーン生まれのオーストリア人）率いるナチスドイツにひどい目にあわされた経験から、ドイツ人の実験助手などの部下にはつらくあたるのだという。

「日本も当時ナチスドイツと同盟を結んでいたからきみにも冷たいんじゃないか、あのオーストリア野郎、ヒットラーはもとはといえばC・M氏と同じオーストリア人じゃあねえか。自分の上司じゃなけりゃぶっ飛ばしてやるところなんだが、あなたは客人だから平気で無視してりゃあいいですよ」とカーデン氏は言った。

人一倍日本人意識のつよい私は、結局出会った日以来帰国する日までC・M教授には朝のあいさつもせず、実験の相談は研究所長のザントリッター教授に直接もっていった。あたえられたテーマは線維芽細胞の倍加時間が抗てんかん薬で二時間あまり短縮されるために歯肉の増殖が促進されるのであろうという結果をだして、英文の論文をＣ・Ｍ氏にひとつかきあげてやり、研究途上の自分のアイデアは日本で確立した。

しかし降って湧いたアイディアなので適切なプロテアーゼ阻害剤をみつけ出すことと自ら腫瘍をつくりそれら阻害剤の抗腫瘍効果を確認し、そのメカニズムの理論を確立するのに二十五年もの年月を必要とした。

この間、生物製剤プロテアーゼインヒビターであるアプロチニン（薬品名トラジロール）をマウス自家発生皮膚がんに投与して抗腫瘍効果を確認し、国際誌ＧＡＮＮ（現 Cancer Science, 1980）で発表したところ、旧ソビエト連邦をふくむ国々の研究施設から五十を超えるリプリント（別冊）の請求をうけた。ひとつの論文でこんなにたくさんの反応をうけることは一般には少ないので、このとき私は自分の研究がライフワークになりうることを感じ取った。

ただし、この生物製剤は分子量が６６００と大きく抗体を生じてショックをひきおこしかねないので、なにか低分子のセリン系プロテアーゼインヒビターはないものかと探しまくった。

そして大阪大学蛋白研究所の故藤井節郎教授が開発した低分子（分子量４９０）合成広範囲トリプシン様プロテアーゼの阻害剤カモスタットに遭遇するまでのあいだ、産みの苦しみの試行錯誤をくりかえした。

カモスタットはキニン、カリクレイン、トリプシン、プラスミン、トロンビン、一部補体系酵素などのセリン系たんぱく分解酵素の化学合成阻害剤で、慢性膵臓炎の治療薬として開発された。これらの酵素はすべて炎症の担い手（ケミカルメディエーター）である。そしてこの化合物に制がん性があることを私が世界に先駆けて確認した。

# カモスタットのがん臨床治験

「マウス自家発生皮膚固形がんに対するセリン系プロテアーゼインヒビター（たんぱく分解酵素阻害剤）カモスタットの抗腫瘍効果―注射および内服投与」が、GANN（現 Cancer Science, 1981, 1982）に発表されると、カモスタットがまだ前年にやっと慢性膵炎の適応の承認を厚生省から得たばかりなのに、この薬剤の開発者である故藤井節郎教授が、毒性はすでに確認済みなので抗がん剤としての第二相試験をおこなうことを計画された。臨床面での評価は元国立がんセンター付属病院副院長で、当時国立名古屋病院院長の木村喜代治博士があたられた。

当時私はまだ若く、「自分には将来があることですし、もうすこし研究を進めてから考えたい」と強固に拒絶したのだが、抗がん剤開発の老練エキスパートに押し切られて、ただし自分はプライマリー（新規）の患者ではなくあらゆる抗がん治療が施されて、もう治療不能と考えられた患者にのみ限定して治験をおこないたいと言明してしぶしぶ承諾した。

全国四十のがん治療施設が治験に加わったが、まだカモスタットが厚生省から慢性膵炎の適用を得たばかりで関係者は制がん治療にはどれだけの薬量を投与してよいものか全く見当がつかず、厚生省が認可した慢性膵炎への保険適用量一・二グラムを投与した医師たちは、ポジチブな成績は提示できなかった。ただ倍量の二・四グラムを投与した二、三の施設が、病理組織学的に細胞の変性がすこし見られたことを報告したに過ぎなかった。

薬剤の毒性と効果を知り尽くした私だけが、カモスタットの長期大量投与で末期患者の原発巣の劇的

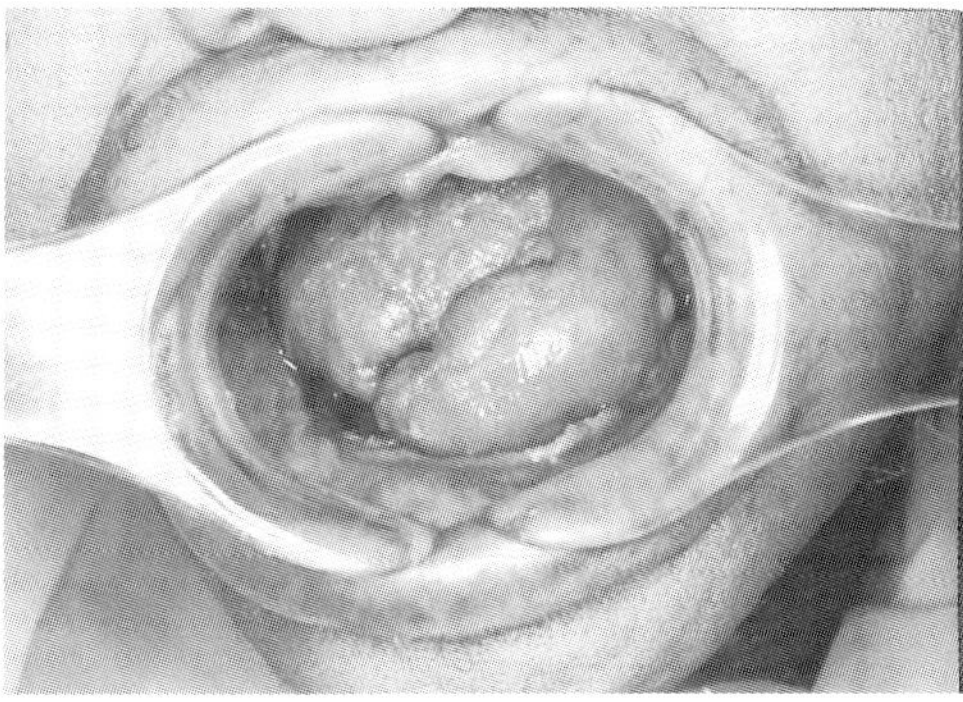

b. メシル酸カモスタット(FOY-305, Foypan®)投与6週目
腫瘍の著しい縮小が認められる。

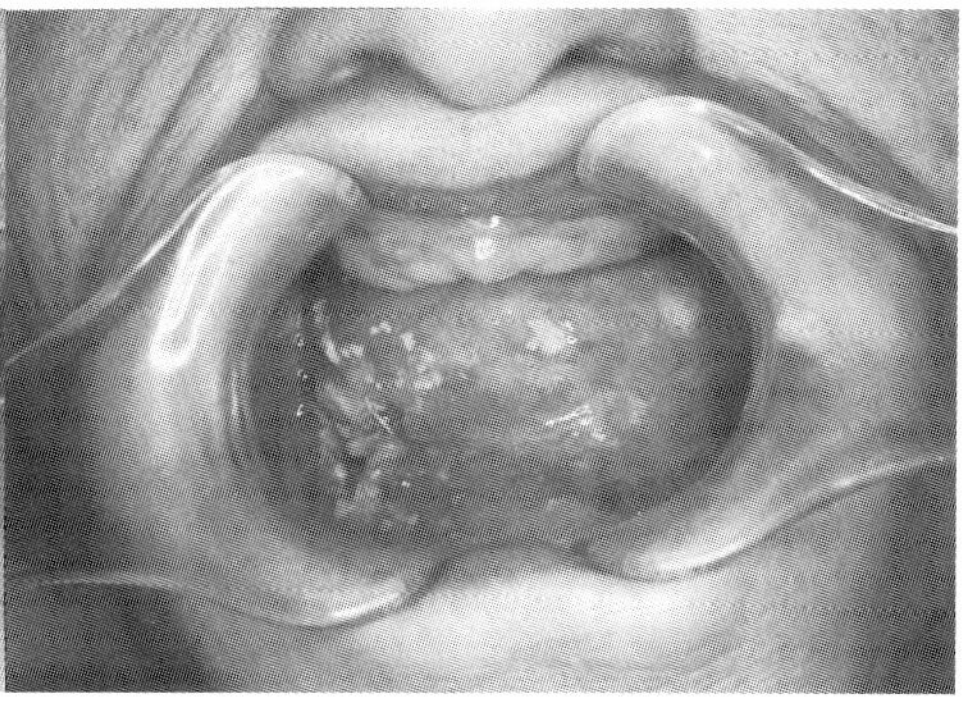

a. 終末期口底癌の2次症例（他院であらゆる治療済み）初診時所見 $T_4N_{3b}M_0$
舌・下顎歯肉への広範な浸潤で、腫瘍は口腔全体を占める。頸部に数個の大きな固着性リンパ節転移を触知する。

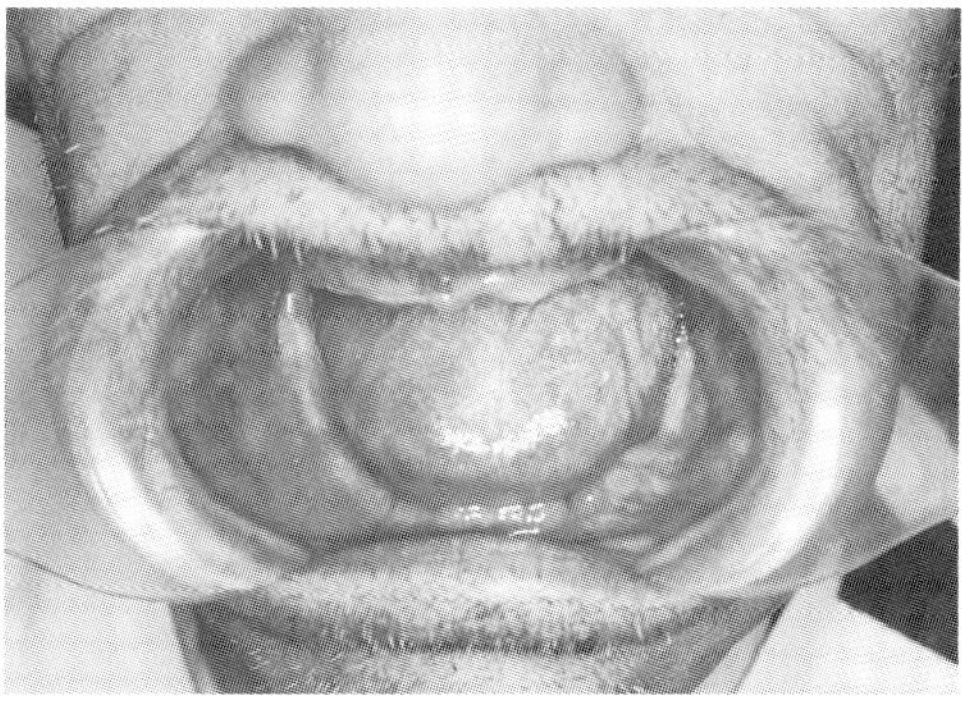

c. メシル酸カモスタット(Foypan®)投与8ヵ月目
外見的に原発巣のほぼ完全な腫瘍の消退を呈する。
薬剤に細胞毒性がないため、脱毛を認めない。
J Maxilo-Facial Surg, 12 : 148-152, 1984. Protease Involvedin Cancer : p.125-127, Mondizzi Editore, Bologna, 1995. 治療学 vol.32 No.8, 1998.

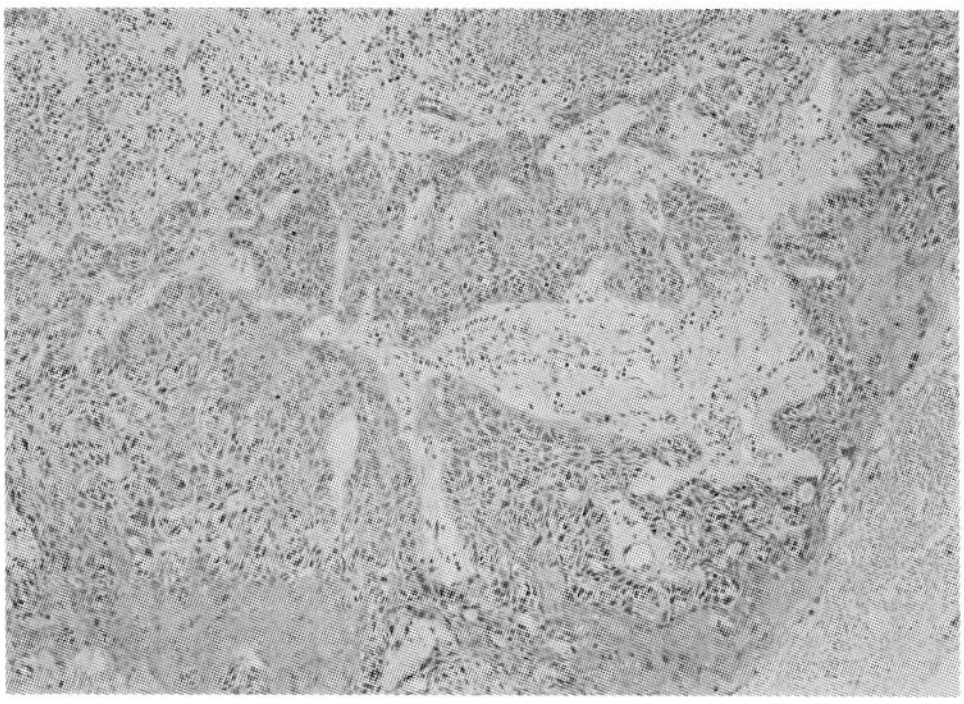

a. 終末期症例の初診時生検組織像
浸潤を伴う中等度分化型扁平上皮癌。

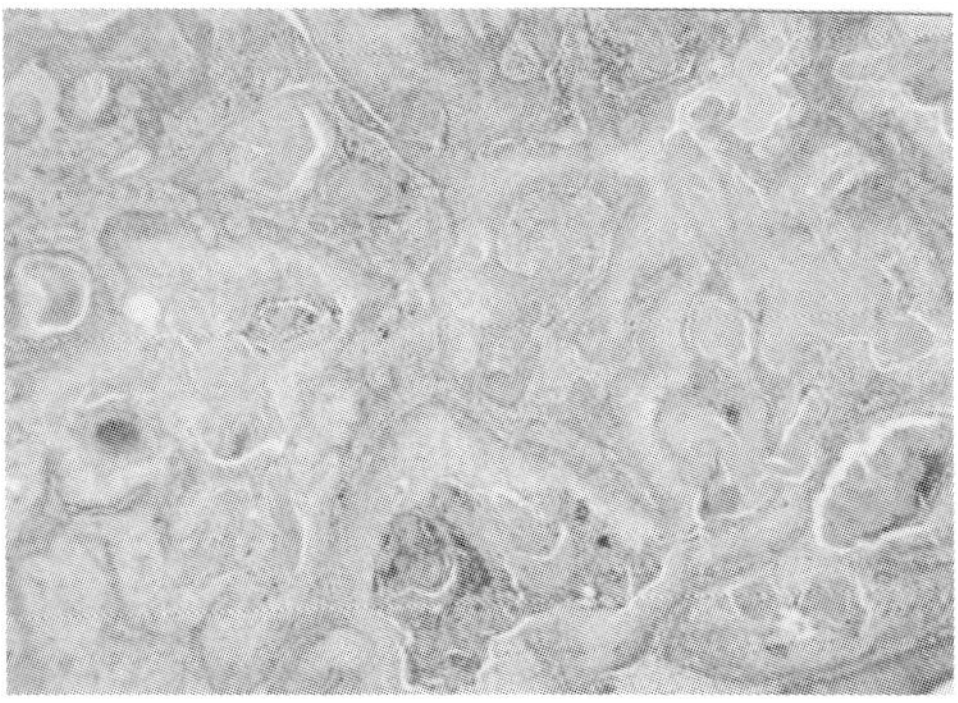

b. メシル酸カモスタット内服投与投与6週目（図2）時の生検組織像
腫瘍組織は動物実験同様著しい過角化像を呈する。

縮小と延命効果を提示し得た。

治験に関係した臨床家の大半ががんの細胞培養は言わずもがな、動物実験などほとんど経験したこともないたたき上げの臨床家であることは若い私にもすぐに見抜けた。

後に私のカモスタットの抗腫瘍成績は、雑誌「癌と化学療法」の主要編集委員であった故大田和雄愛知がんセンター総長の推薦で、同誌一九九五年第四号第二十二巻の巻頭で「プロテアーゼインヒビターと癌治療―基礎から臨床まで」と題して二十余ページにわたる総説が掲載された。

ところで、がん性疼痛の苦しみは体験者でなければ理解しえないが、急性膵炎の場合の激痛は失神するほどに強烈である。

一般に、発痛誘発物質としてはセロトニン、赤血球中のカリウム、ブラジキニン、アセチルコリン、プロスタグランディンEr、過酸化脂質、プラスミン、カリディン、カリクレインIL―6が知られている。

しかるにカモスタットは大量投与をしたとき主要な発痛化学伝達物質であるブラジキニン、カリクレイン、プラスミン

## Table 1 Effect of FOY-305 on oral carcinoma

| | Case | Sex | Age | Primary region | TNM Classification* | Clinical Stage | Therapy before FOY-305 treatment | FOY-305 total dose | Prognosis | Recurrence or metastasis |
|---|---|---|---|---|---|---|---|---|---|---|
| Prevention of recurrence | 1 | m | 57Y | gingiva of mandible | $T_1N_0M_0$ | I | Chem+Surg. +Immun. | 254.0 | 13Y 3M | — |
| | 2 | f | 60 | gingiva of maxilla | $T_4N_{2a}M_0$ | IV | Chem. +Rad. +Surg. | 534.0 | 6Y 1M** | — |
| | 3 | m | 41 | gingiva of maxilla | $T_4N_{1a}M_0$ | IV | Chem. Rad. +Surg. | 384.0 | 13Y 6M | — |
| | 4 | m | 45 | tongue | $T_1N_{1a}M_0$ | III | Chem. +Surg. | 615.2 | 12Y10M | — |
| | 5 | m | 55 | palate | $T_1N_0M_0$ | I | Chem. +Rad. +Surg | 717.9 | 12Y 6M | — |
| | 6 | m | 63 | mucosa of cheek | $T_1N_0M_0$ | I | Chem. +Rad. +Surg. | 356.0 | 12Y 3M | — |
| | 7 | m | 56 | mucosa of cheek | $T_2N_{3a}M_0$ | IV | Chem. +Rad. +Surg. | 1314.4 | 12Y 3M | — |
| Terminal case | A | f | 48 | gingiva of maxilla | $T_4N_{1a}M_0$ | IV | Chem. +Rad. +Immun. | 1517.4 | 3Y (died) | |
| | B | m | 60 | mouth floor | $T_4N_{3b}M_0$ | IV | Chem. +Rad. +Surg. | 967.2 | 1Y (died) | |

Chem. : Chemotherapy { Bleomycin 120 ~ 200mg. / Futraful 5000 ~ 7500mg.

Surg. : Surgical Opertion
Rad. : Radiation therapy, $^{60}$Co 4000 ~ 6000 rad
Immun : Immunotherapy, Picibany 150 ~ 250K.E.

* UICC 1978
** died with another disease

## 口腔癌に対するメシル酸カモスタット（FOY-305）の長期臨床成績

| 症例 | 性（年齢（歳）） | 初発部位 | TNM 分類* | 臨床病期 | 投与前の治療 | 総投与量（g） | 予後 短期 | 予後 長期 | 再発あるいは転移 |
|---|---|---|---|---|---|---|---|---|---|
| 再発予防 | | | | | | | | | |
| 1 | 男（57） | 下顎歯肉 | $T_1N_0M_0$ | I | Chem＋Surg＋Immun | 254.0 | 3Y3M | 13Y 3M | — |
| 2 | 女（60） | 上顎歯肉 | $T_4N_{2a}M_0$ | IV | Chem＋Rad＋Surg | 534.0 | 3Y4M | 6Y 1M** | — |
| 3 | 男（41） | 上顎歯肉 | $T_4N_{1a}M_0$ | IV | Chem＋Rad＋Surg | 384.0 | 3Y6M | 13Y 6M | — |
| 4 | 男（45） | 舌 | $T_1N_{1a}M_0$ | III | Chem＋Surg | 615.2 | 2Y10M | 12Y10M | — |
| 5 | 男（55） | 口蓋 | $T_1N_0M_0$ | I | Chem＋Rad＋Surg | 717.9 | 2Y6M | 12Y 6M | — |
| 6 | 男（63） | 頬粘膜 | $T_1N_0M_0$ | I | Chem＋Rad＋Surg | 356.0 | 2Y3M | 12Y 3M | — |
| 7 | 男（36） | 頬粘膜 | $T_2N_{3a}M_0$ | IV | Chem＋Rad＋Surg | 1314.4 | 2Y3M | 12Y 3M | — |
| 終末期例 | | | | | | | | | |
| A | 女（55） | 上顎歯肉 | $T_4N_{1a}M_0$ | IV | Chem＋Rad＋Immun | 1517.4 | 3Y（死亡） | | |
| B | 男（60） | 口底 | $T_4N_{3b}M_0$ | IV | Chem＋Rad＋Surg | 967.2 | 1Y（死亡） | | |

Chem：化学療法；ブレオマイシン 120 ～ 200mg、フトラフール 5000 ～ 7500mg、Surg：外科手術、
Rad：放射線療法；$^{60}$Co 40 ～ 60Gy、Immun：免疫療法；ピシバニール 150 ～ 250KE
* UICC 1978、** 別の疾病で死亡

（J Maxillo-Facial Surgery 12 : 148-152, 1984.）
（Proteases Involved in Cancer : 125-127, Monduzzi Editor, Bologna, 1995.）

Clinical study : FOY-305 (Foypan®) was administered orally 3 times daily to 9 patients with squamous cell carcinoma of the oral cavity, at doses ranging from 0.6 to 7.2 g. Seven of 9 Patients who had undergone all kinds of therapies were observed to see whether tecurrence or metastasis, while, there was neither recurrensce nor metastasis in seven patients to whom FOY-305 was administered for prevention of recurrence. Also, in 2 terminal secondary caces tumor remission resulted. Histologically, after this therapy, carcinomatous lesions showed marked hyperkeratosis in 2 caces and the survival time was markedly prolonged. Haematological and gastrointestinal toxicity was almost never observed at these doses.

**Inhibitory Activities of FOY Toward Enzymes and Inflammatory Substances**

| | $IC_{50S}$ | 50% Competitive Inhibition | |
|---|---|---|---|
| Thrombin | 12 μM | Acetylchorine | 3.5 μM |
| Plasmin | 95 μM | Nicotine | 3.5 μM |
| Plasma Kallikrein | 10 μM | Serotonin | 3.5 μM |
| Trypsin | 7 μM | Histamine | 11 μM |
| Phospholipase（Pancreas） | 100 μM | Bradykinine | 0.8 μM |

Pain inducing Substances : Serotonin, Erythirocyte's Kalium, Bradykinine, Acetylchorine,Prostaglandine E1, Lipid's hydroperoxide, Plasmin, Kallikrein, Kallidin, IL6.

を低濃度で阻害するので制がん剤治験の際に私は末期がん患者に徐痛剤として麻薬のモルヒネを使わないで済むという貴重な経験をしていた（発痛物質、表）。

最近では硫酸モルヒネのMSコンチンあるいは、さらに鎮痛作用の強いオプソなどが内服薬として処方されるようになり、末期がん患者を自宅で看護することも可能になったが、麻薬を使用すると患者は眠ってしまうか、せん妄のため家族とのコミュニケーションが取れないばかりか、麻薬の作用で命を縮めるおそれがある。この状況は双方に、特に残される側にとってははなはだ心痛であろう。

昨今、がんを治療中の患者でがん性疼痛が出るとホスピス送りという現状があったが、ごく最近、疼痛緩和ケアー科を設ける病院も増加の兆しがみられ、患者は徐痛を受けながら治療を継続できるようになり、おのずと延命効果が期待される傾向が出てきている。

どれだけ手術した病院が良い病院とかの誤った格付けがマスコミでもなされているが、それよりNPO組織を作り、主だった病院の医長以上の医師の臨床実績に加えてどれだけの基礎医学業績があるかを洗い出して公表し国民に公開する手段が必要とされる。がんセンターと呼称される施設や大学病院などの名前を信頼し切ってはいけないこともある。ほとんどとは言えないまでも多くが臨床中心でたたき上げてきた医師が多いことに驚かされるであろう。

将来のがん専門医を育てるには、十分な腫瘍基礎医学教育をほどこすように行政の後押しが必要である。

開業医で初診時、前立腺がんにすでに骨転移を指摘された間接的な知人が、開設まもない某がんセンターの泌尿器科を紹介された折、「うちでは外科手術の適応でない患者は受け付けません」とにべなく断られ、その対応も非人間的であったことから、「税金で賄われている施設のはずなのに、その医師の対応だけでなく、そのがんセンターの理念にも疑問をおぼえる」とひどく憤慨していることを私は最近知らされた。

もっとも、遠隔部にいくつもの大きな転移がある場合に初発部の外科手術をおこなうと却って体力の減衰から免疫力が落ちて、転移巣の増大を招くことがあるが、受診した医師が十分な説明をおこない、現在の状況の改善策でもアドバイスをしてくれたなら患者さんの怒りを買うこともなかったのではないかと思うと、インフォームドコンセント（医師からの十分な説明と患者側の同意）の不徹底さを私は残念に思った。医師はつねに明日は我が身、わが家族という言葉を頭にきざみこんでおくべきであろう。

遠方から電話で相談をうけたので、私がそこの病院長の経歴を調べると、院長は、各科で腫瘍が外科的に切除されたのち審美的機能的欠損が生じた部位の再建手術を専門としている外科医であることが判明した。

ついでに彼の研究業績もしらべて見ると、「がん」に関する国際雑誌の発表は殆どゼロ、ほかは余りにみじめにも、日本語の外科系雑誌がたったの五編と、語るに落ちる。どうしてこんな叩き上げの、「がんの細胞学的知識ほぼゼロ」の医師が人間の生命に関わる病気を扱い、国民が泣きつかんばかりの期待を寄せる「がん専門病院の院長」などという、本来尊い地位を拝受できるのか。

国民不在の不条理な人事が一番大事な所でなされているという現実は、それを許す日本人個人のあるいは国政の民度の低さを露呈している。

その院長の組織下で従事する医師の「この病院は外科手術の適応患者しか入院を受け付けない」などという暴言も病院全体で日常茶飯事である可能性も想起される。その病院が一応「国立機関」である以上、責任は国家に帰する。

病院の運営が院長の見識と哲学に影響を受けることはしばしば見受けられることである。

おまけに、地域住民の噂から、そのがんセンターは政治家や芸能人を優遇しているというような非難の声まで聞きおよぶと、私はおぞましさを感じた。

さらに、地方にもがんの拠点病院をという国民の声に押されてつくられたがんセンターは、一般の市民病院がそのまま名称を変えただけの施設も少なくなく、必ずしもがん治療に専念してきた医師がそろっているわけではない。

このような現状を解消するためには、国が資本を投じて早急に真のがん専門医を養成する必要がある。裁判官の信を問うシステムがあるくらいなのだから、「がん患者の会、がん学者、がんの細胞学の業績と臨床経験豊富な医師からなる委員会」を創設して、がん専門病院院長の人事、ならびにそこで従事する医師の定期的チェックをおこなうべきである。

医師ひとりひとりの資質を客観的に情報として開示することを通して、国民が本物の医師を選ぶ権利が確保されなければならない。

私は自ら関連した薬剤の効果発現量と同時に最大許容量、毒性発現量を細胞培養および動物実験で徹底して検証してきたので、カモスタットのがん臨床治験でも副作用の出ない程度で大量投与を敢行し、著しい腫瘍退縮と延命効果を経験し、病理組織学的にも動物実験で得たと同じくがん細胞の分化（がんの表現形質を正常化）すなわち脱がん化を観察することができた（臨床写真、病理組織写真も）。

一連の研究は、マスコミでは一九九六年八月五日、毎日新聞の「科学欄」、および二〇〇〇年三月三十一日「科学新聞」の第一面で紹介された。

臨床治験の成績は外科系国際誌（Journal of Maxillo-Facial Surgery, 1984）で発表した。この臨床治験は開発者のF教授が功を急いだために中断となり、カモスタットそのものの薬剤特許も切れたため、適応は慢性膵炎と逆流性食道炎のまま多社から廉価なgenerics（ジェネリックス）が出ている。もちろん、genericsとはいえ効果はさして変わらない。

最近、この廉価なカモスタットのgenericを全てのがん治療から見放された進行がんの患者に、自由診療で投与を試みたいと考えている主に開業医達、並びに構造式を変えたアナログで研究したいという海外の著名な研究者も現れたことを私は知り、万象の一片の再生が身に迫っていることを感じとった。

過去二十五年にわたって、米国政府給付による米国国立癌研究所から始まり今回のギリシャにいたるまで、幾多の海外からの招待講演が続いているということは、カモスタットはじめ毒性のないプロテアーゼインヒビターの抗がん剤としての関心がいまだ続いており、いわば普遍的であることを物語っているのだと私は確信している。一方、時と患者の覚醒と要望に任せようという気持ちにもなっている。普遍性を持つということはこういうことなのであろう。

さて、がんとセリン系プロテアーゼに関してはカリクレインは細胞の有糸核分裂の開始を促し、トリプシンとプラスミンは細胞の形態変化と増殖、がん細胞の浸潤、転移に関与する。

一方、トロンビンは慢性炎症時の線維芽細胞の増殖を促し併せて、この線維芽細胞はサイトカインを出してがん化のプログレッションに関わるほか、脈間に入り込み移動してきたがん細胞が微小血管に腫瘍血栓の形成に関与する。それゆえ広範囲プロテアーゼ阻害剤カモスタットは広範囲にがんを抑制しうる。

炎症を病理学的に定義したルードヴィッヒ・アーショフの研究所で炎症に関与する酵素の阻害剤に抗腫瘍効果があることを発見でき、今の研究につながっていることを思うと、私は何か不思議な因縁を感じた。

しかし、もしこの研究所であの生意気なC・M氏に出会わなかったら、そしてもし自分が若い頃血液を専門とする内科の講師に個人的指導を得ていなかったとしたら炎症、血液の線維素溶解、がんの増殖転移に主要な役割をする生体作用の中でも最も重要な酵素のひとつであるプラスミンの作用すら深く知りえなかったかもしれないとおもうと、今になって出逢いの不思議さに私は驚きを隠せなかった。

その四年後、C・M氏と出会ってから四年後、ドイツのアーヘン大学医学部病理学主任教授に赴任したという彼からの挨拶状には、当時の非礼をわびる手紙がそえられていた。彼も第二次世界大戦中にいやな体験をしたことと、準教授としてまだ上がいるドイツの研究所で肩身のせまい思いも経験していたのだろうとおもうと、返事こそあえて出さなかったが私は心のなかで彼を許した。

その留学中に老境に達した両親とヨーロッパ旅行をたのしみ、ドイツ女性と子供の頃から二十年の文通という縁があって結婚することになったのもフライブルクであった。人生のひとつの集約された時がそこにあった。

Ｂ中会場では午後八時まで、各種臓器へのあたらしい放射線治療が主として実験的基礎医学レベルで報告されている。セッションの題名が単に「放射線治療」だけではなく「放射線薬理学」とサブタイトルが付いているのが良い。がんの怖さが転移にあることが外科医にも放射線専門医にもやっと認識されてきて、免疫治療をふくむ薬物療法が集学的治療のひとつとして併用され、その方面の研究がさかんになってきたことはきわめて良い傾向である。

事実、つい最近まで、いや今でも自分の科に入院したがん患者をまず放射線科に依頼すると、多くの場合「抗がん剤の投与は控えてくださいね」と一言いわれるたびに私はなんとも腑に落ちない気がしていたからである。放射線科の立場からすれば、照射の仕方の改善策や新しい機器の性能を確認する上での意向であることはよくわかる。

ところで、いまだに抗がん剤は固形がんには効かないと断言して憚らない外科医や放射線医が少なくないのは遺憾である。

さて、ここで放射線療法を列記すると、

小線源としてＲａ針、ラドンシード、ヨーソカプセル（前立腺がん）が、

また一般的にはＸ線、$^{60}$C（コバルトガンマ線）、電子線、中性子線がある。さらに陽子線が肺がん、肝がん、前立腺がんなどに使用されるが、機器が高価なので自己負担になる。

ほかにガンマ線を照射するガンマナイフが脳腫瘍ほかに使用されている。最近小型リニアック（直線加速器）から放射線を照射するサイバーナイフの出現でガンマナイフでは治療できなかったかなり大きな頭頸部腫瘍に有効性が示されている。

さらに最新の高精度放射線療法の一つである強度変調放射線療法（ＩＭＲＴ）が近畿大学放射線科で

実施され、極めて難治とされてきた頭蓋底腫瘍の治療に大きな朗報をもたらしている。これは頭頸部腫瘍に対する視神経障害や脊髄損傷などの合併症の回避と腫瘍根治が可能という画期的な手段として注目を浴びている。

一方、理学療法としては、温熱療法（電磁波で局所を摂氏四十二〜四十三度に加温し、ヒドロキシラジカルを利用する）。これは乳がんや頭頸部転移リンパ節などに使用される。反対に腫瘍をマイナス百四十度で凍結するクライオサージェリーがあり、これは早くから使われている。

さらにセンサーを腫瘍に挿入し摂氏八十〜九十八度で焼灼する超音波加熱治療が前立腺がんなどに使用されている。

最近、ラジオ波という高周波を針先から発してがんを焼き切るラジオ波治療が、腎臓がんや肝がんなど直径三センチ以下の腫瘍に使われるようになってきた。

一般に、がん細胞は摂氏四十二・五度以上の熱に弱いと考えられている

しかしである。進行がん症例では、放射線単独照射や局所的理学療法ではがん組織は完全にたたき得ないことはしばしば経験してきた。放射線と化学療法の併用では制がん剤の腫瘍組織内濃度が上がり相乗効果が期待されることを私は自らの動物実験で確認しているため、進行がん症例の場合、放射線と化学療法を先行させ腫瘍を縮小させた上で外科手術を行えば切除範囲も最小限にとどめることが可能であったという多数例を経験している実績からも、三者併用すなわち、がんの集学的治療を励行してきた。

ところで抗がん剤のうちブレオマイシン、シスプラチン、5―FUなどが放射線との併用で相乗効果が実証されている。

外科や放射線科でも内科医と相談しながら集学的にがん治療に当たる医師が増えてきてはいるもの

の、不勉強と過信のゆえにまともな治療方針がたてられない医師がまだまだ多いことは遺憾である。

後発転移が予想される場合には、現存する腫瘍局所しか駆除しえない外科手術や放射線単独療法では不十分であると言えよう。

病理部からの診断報告書だけに頼ることなく、がん専門医たる者、執刀医や放射線照射主治医は施療のまえにみずから病理標本を顕鏡し、がん細胞の浸潤の度合い、細胞間の接着の乱れ、有糸核分裂像の割合、細胞の一部が血管などの脈管に入り込んではいないかを見届けた上で治療計画を立てることができれば、がんの五年生存率を現在の五十〜六十パーセントから八十パーセントに向上させることはまちがいないとつね日頃私は考えている。

## がん専門医制度への提言

がん専門医とよばれる根底には細胞のレベルでがんを識別できる病理学修練が基本になければならないし、医学教育あるいは卒後教育の場に病理学教育の重点化をはかるべきなのである。

大学病院の中ですら、がんの基礎医学的論文ひとつ発表したことがない熟年の医師が多いのが現状である。

すなわち、がんの医学的細胞学的知識が皆無に近いのに診療にあたる医師の多いことを嘆かざるを得ない。いわんや、巷の病院においてをやである。まことに恐ろしいことである。

あるアンケート調査では、八十パーセントに余るがん患者・家族が現在の日本のがん治療に不満を抱いているという結果が出ているという。

日本のがん対策予算は厚生労働省と文部科学省を合わせても三百億円に届かないが、これは米国のその二十分の一でしかない。高価であっても診断および治療機器の開発ならびに多施設での購入設置の予算拡大、専門医育成の予算注入に国家的、政治的構造改革が急務である。

ごく最近、遅ればせながら受身な立場の患者側からの決起で「がん情報センター」の設立が唱えられるにいたった。治療指針や病院の治療成績を患者に提供することが目的であるようだが、一歩進めて医師個人を対象に、臨床経験だけでなくがん基礎医学論文の業績の開示も加えられれば理想的と思われる。

もっとも、がんはどこの診療科でも病気のほんの一部であるため、大学病院でも教授はかならずしもがんの専門家ばかりとは言えないか、むしろ少ない。病気にはがんよりも長く苦しむ疾患がたくさんあるからである。近年ようやく腫瘍を専門とする科ができはじめ教授職がつくようになったとはいえ、その数はまだ少ない。行政にたよるところである。

臨床病理医の数と待遇の改善を図らなければ、がんはいつまでたっても死んでもしかたがない病気の座をゆずることはないであろう。

いつか朝日新聞で、岐阜大学医学部第一外科の教授が定年退官後に、病気の実態をもういちど根本から知りたいと希望されて病理学の大学院に入りなおされたという記事に接し、ひどく感動したことを私は鮮明に記憶している。

現在、「がんの専門医」を育成認定化しようとしている学会は、内科医が中心の「日本臨床腫瘍学会」と外科医が中心（一部の内科医と放射線科医も含む）の「日本癌治療学会」とにおおまかに二分されるが、それぞれの認定のための判定基準に食い違いがあり、歩み寄りに欠ける。

臨床的実績に加えて、どうして「がん」が発生するのか、また予防の知識、がん細胞の分裂に伴うがん細胞の細胞周期とはなにを意味するのか、その各周期における抑制的薬剤および放射線照射の選択、がん細胞の浸潤と転移の機序とそれらステップを抑制する薬剤、および薬剤の毒性検査を網羅する動物実験成績を国際的がん専門誌で発表している者、ならびにこのがん細胞は一次治療後に後発転移を起こし得るか否かを病理組織学的に顕微鏡で見分けるだけの病理学の研修を受けているかも加味して「がん専門医認定制度」は基礎づけられなければならない。

私は二〇〇二年三月にＮＰＯ形式で「がん専門医育成認定協会」を設立すべく趣意書を厚生労働省に持参したことがあった。

趣意書の内容は「患者の管理面で、内科系腫瘍科に進みたい医師は最低一年は全身外科（一般外科）

を、逆に外科系腫瘍科に進みたい者は最低一年は内科（特に血液内科）を研修後、両者共、最低半年は放射線治療を体験させ、さらに最低一年間の病理実習（剖検と顕微鏡診断）を義務づけ、その後進みたい領域に入局後、主執刀、共同手術、内科ならば主治療、共同治療百症例の記載書と、がん細胞生物学的欧文論文五編、がん臨床欧文論文五編を提出させた後に、認定医国家試験に合格した医師に「がん治療専門認定医」の資格を与える」というものであった。

厚労省でも検討してくれたようだが、「現段階では、予算や人手の問題もあることなので・・・・」旨の返事を受け取った。

がんの怖さは一次治療後の再発と転移にある。再発は医師の基本的一次治療の稚拙さにある。

では、がん転移の臨床的解釈はというと、初診時すでに転移巣がある場合がある。

ところで原発巣の試験切除の際には血が出る、その際いくつかのがん細胞は血管に入り込み全身をまわる。また手術中に術者の不手際か助手が血液吸引器を腫瘍部と健常な周辺部をせわしなく行き来させることがしばしばある。このような「医原的がん転移」の助長は限りなく抑制されなければならない。

このような「医原病（医者の不手際から起こる病気）」の予防には、がんの知識がきわめて豊富な外科医が担当することが第一条件であるが、それだけでは足りない。

私は、試験切除する場合には、自分の領域にもっとも発生しそうな組織型に合いそうな抗がん剤の適量を静注ないし点滴投与し、薬剤の血中濃度が最高に達する三十分ないし一時間後にメスをいれれば出血部から血管内に入り込んだ幾ばくかのがん細胞が全身に循環中に殺戮できると想定し実施してきた。

試験切除片の組織標本と臨床病理医の鑑別診断の結果が出るのに数日を要するので、その間も慎重に適量の抗がん剤を投与すれば初期の医原性転移はまず予防できる算段だ。もちろん、経験からこれはいかにも面つきのよくない悪性腫瘍を疑った場合にかぎる。

また手術中も抗がん剤の点滴をおこない、術中の医原性転移を防御する。さらに自ら病理標本を観察して転移能の強そうながんの場合には、手術創が治癒しかける術後二週間後くらいから治療量の抗がん剤の無理のない投与をおこなう。

自分の経験ではこれだけ細心の注意でがん治療にたずさわってきて、臨床病期四期を含めても五年生存率八割を超える治療成績を得てきた。当然、放射線療法を併せた三者併用療法を必要に応じて履行しての成績である。

臓器の特異性にもよるがもうそろそろ、がんはよほどの手遅れでない限り「治る病気」の範疇に入れられるように専門医教育を徹底させなければならない。

アメリカ方式などまねることはないのだ。日本独特の非の打ち所のない制度をつくって、その制度を輸出すればよいのだ。明日はわが身と考えて学会も意地を張らず足りないところを補って完璧に近い制度を構築すべきである。学会同士の長年の食い違う論争は、患者の医師選びを困難にするだけである。

がんのことではないが、最近、私立T医科大学の心臓手術で失敗例が多かったことから、同大学病院が厚労省のさだめる特定機能病院承認が取り消された件に関して、神奈川県大和成和病院心臓病センター長の優れた外科医南淵明宏博士が読売新聞のコラム「論点」で、ハードルの低い学会専門医を全廃し、社会がなるほどと納得できる指標で、行政機関が公正に認定すべきだと断定する記事に共感をおぼえたからである。

# 抗がん剤の功罪——肺がん、イレッサ、大腸がん、COX2ほか

　ところで、手術前に腎障害はじめ貧血をおこさせ、患者の全身状態が不良化するほどの強すぎる化学療法には私にはいつも異議があった。新規にでてくる制がん剤の多くが、またしてもかといわんばかりに殺細胞性、同時に生体に強い副作用を伴う薬剤であることに落胆しているのである。

　肺がんのうち非小細胞性肺腺がんに対する「夢の新薬」といわれているイレッサ（英国の製薬会社製造）が日本で承認されてから僅か三ヵ月の間に副作用で十三人が死亡していたことがわかり、二〇〇四年のイレッサによる副作用発現は国内で投与された患者延べ八万六千余人のうち副作用によるとみられる死者は五百八十人を越えるといわれ、重篤な副作用の内訳は急性肺障害である間質性肺炎、下痢、肝障害、血尿、急性膵炎があげられている。

　英国のA社は「三相試験で東洋人にだけは延命効果があった」と但し書きをしているという。すで世界中の三十五ヵ国で承認され試用されているそうだ。東洋人ではＥＧＦＲ（上皮成長因子受容体）の変異がつよいため、とくに女性でよく効くといわれている。

　一般にセリンプロテアーゼであるトリプシンの阻害剤はげっ歯類のうちラットに試用した場合だけ膵臓の肥大という副作用が現れることがあるが、一九八〇年代に米国癌学会で犬、サルは言うに及ばず、いわんやヒトにおいてをや、という決論がでており、私の研究している広範囲セリンプロテアーゼの阻害剤であるカモスタットは制がん剤としての承認はいまだしも二十五年間慢性膵炎、逆流性食道炎の治療薬としていまだに主だった副作用の報告をみない。

がん細胞などの作り出すＥＧＦ（上皮成長因子）がその受容体であるＥＧＦＲにつくと細胞内に増殖あるいは転移せよという指令が出るが、イレッサは遺伝子レベルでＥＧＦＲの裏にあるチロシンキナーゼを標的として狙い撃ちすることにより、細胞の分裂を阻害する分子標的治療薬である。

このようなプロテインキナーゼ（たんぱく質リン酸化酵素）の阻害剤は、直接核のＤＮＡやＲＮＡを阻害しないで細胞を分化（がんの表現形質を正常化）させ増殖を抑制するもので細胞毒性ではなく細胞増殖静止作用がある。すなわち細胞増殖のシグナル伝達経路を分子標的として狙撃するもので、一気に細胞死をねらうものではない。

ところが、この肺がんの夢の抗がん剤といわれているイレッサの重篤な副作用がマスコミを騒がすほどになってきている。

統計的有意差をもって副作用の出やすい患者は、とくに喫煙者があげられ、さらに投与時すでに肺疾患のある患者、あるいはほかにも抗がん剤が投与されている患者であることがわかってきた。

多数の死者や重篤な副作用をかかえている患者が続出したことでセンセーションを巻き起こしている。このことは開発段階の製薬会社の基礎研究の質の稚拙さと、基礎研究の基盤のない臨床医のなあなあ的甘い判断がきびしく追及されなければならない。

一般に製薬会社が行なうほとんどの抗がん剤開発の実験モデルは、初めに数日で効果がわかる細胞培養実験、つぎに一ヵ月弱で結果が判る移植がんによる動物実験モデルが中心である。ヒトには移植がんなどというものは存在しないので、私はがんの動物実験には発がんまで数ヵ月かかる「自家発生がん」ができあがってから薬剤投与を試みてきたので、一つの実験が終了するにはほぼ一年から二年の月日を費やし、さらに同じ時間をかけて追試を繰り返してきた。

どのような薬剤でも効かなければ世に出てくるわけはないので、扱う側の医師が患者の体質、既往歴、余病を把握し、さらに適切な使用量を考慮し副作用対策を怠らなければ、おおきなアクシデントはまず起こらないものである。

そのほかにも分子標的治療薬には、脂質代謝のひとつであるアラキドン酸カスケードに関与するシクロオキシゲナーゼ（COX2）の阻害剤が消炎剤（ロイコトリエンやプロスタグランジンを抑制）としてのほか、家族性腺腫性大腸ポリポージス（がん化すると大腸がんになる）の治療に使用され（今のところ外国のみ）、酵素COX2は大腸がん、乳がん、胃がん、メラノーマ（悪性黒色腫）の腫瘍マーカーにもつかわれている。

近頃、このCOX2阻害剤でも心臓発作や脳梗塞などの副作用がアメリカで指摘されている。なんでも新薬、創薬といって製薬会社は競争で開発を急ぎすぎるところに難点がある。

これら先端医薬の普及は良しとしても、試用する側の医師のレベルがその知識にいたらないからこそ不幸な副作用が起こりうるのであり、患者をなんだと思っているんだと言う不満と攻撃が出てきても当然のことである。それゆえにがんを細胞学のレベルで研究したことのない医師には、絶対にがんの治療はやらせてはいけないのである。

ところで四十年ほど前に東京大医学部卒でノーベル賞候補であった応用微生物学研究所所長の梅沢浜夫教授が開発し、将来もけっして消えてなくなることのない扁平上皮がんの特効薬ブレオマイシンですら、開発当初は使用量の限度がわからず効果とはうらはらに重篤な副作用である肺線維症や間質性肺炎を併発して亡くなる患者が少なからずいたことは事実である。

現在ではブレオマイシンの使用量の上限は二〇〇ミリグラムとされ、年齢や体質によっては総量七〇ミリグラムから肺線維症の危険性があることも知られるようになった。その後シスプラチンなど新しい薬剤が出現した。しかしブレオマイシンは高分化した扁平上皮がんの特効薬の座を失うことはないだろうと私は考えている。もっともアドリアシンやブレオマイシンなどには、その作用ゆえにわずかながらも発がん性が指摘されてはいるのだが・・・・

すなわち細胞毒性のある制がん剤の大半は直接細胞のDNAを損傷するほかに、フリーラジカルで細胞攻撃をおこなうために毒をもって毒を制しているわけだが、またその作用のゆえに逆に数パーセントに発がんを誘発するという諸刃の剣的なところがある。

それゆえに、細胞毒性のある化学療法や放射線療法では、施療後にフリーラジカル消去のために抗酸化剤（たとえばビタミン$B_2$やビタミンE剤、ペクチン、ポリフェノール、ビタミンCを大量に含むリンゴとカロチンを含むにんじんのミキサージュース）投与などのアフターケアが考慮されることが望ましい。

がん治療にはかなりな体力の消耗を伴う場合が多い。体力の増進にはいかにビタミン$B_1$（チアミン）の十分な補給が必要であるかを認識している医師の少ないことに著者は常日頃驚かされている。

なおこのブレオマイシンも、毒性のつよいシスプラチンやその後のあたらしい抗がん剤の出現で使用の仕方も知らない医師が最近では多い。これは、製薬会社が薬価が下がるとあたらしい薬品の宣伝しかしないこと（儲け主義）と、医師の勉強不足による。

私は常日頃、大学医学部に一般薬理学と独立して「腫瘍薬理学科」を新設する必要性を感じている。がん専門医を志す者はそこで徹底的に抗がん剤の功罪をしっかりと身につけなければいけない。

ところで、このブレオマイシンを開発した梅沢浜夫教授は、放線菌から抽出した生物性プロテアーゼインヒビター、ロイペプチンに悪性腫瘍増殖抑制作用と弱いながらもがんの転移阻害作用があることを十年にわたって世界中の学者に研究させたが、現実的なものにはならなかった。

そのロイペプチンの研究が終末を迎えつつあった頃、抗トリプシン、抗プラスミン作用が百倍以上つよいカモスタットを用いて高い抗腫瘍効果を紹介したのが、私の自家発生がんを用いた研究であった。

# 共同研究

慢性膵炎の薬としてカモスタットを開発したO社は、この化合物の抗腫瘍研究には初めから乗り気ではなかったが、同社研究所の佐々木勇太郎氏が私の自家発生腫瘍をもちいた長期実験にたいして、短期間で実験可能な移植担がんマウスを用いて私のアイディアに沿って抗腫瘍実験を発展させてくれた。

結果カモスタットは、大量投与でも腹水がんだけには効果がないことがわかった。一方、最も転移能がつよいメラノーマ（悪性黒色腫）のマウスをもちいた実験では、移植腫瘍の退縮と転移の抑制による有意な延命効果がえられることを証明してみせた（現代医療十七巻、一九八五年）。

佐々木氏は東北大学医学部医薬学科を出た秀才で、誠実と実直と謙虚を併せもった好漢であった。しかし著者のアイデアに沿って、過酷なスケジュールの実験を遂行するのに無理をして心臓に不整脈をきたし、その後長期の服薬を余儀なくされた。

プロテアーゼインヒビターを用いた抗腫瘍実験は、毒性のある抗がん剤では投与回数がすくなく短期に結論が出るのに対して、薬剤の血中濃度をほぼ一定に保つ必要があるため、一日三回連日、土曜、日曜休日もない長期連続投与が必要なので、研究者は尋常ならざる体力を要する。

私もこの研究をやりぬくのに長年大量のビタミンB1製剤を浴びるように服用した。

私は研究の一端をまとめて一九九三年九月、「癌の抗酵素療法—プロテアーゼインヒビターと癌の制御—基礎から臨床へ」篠原出版社東京、を出版した。

その際、歴史に残る各種の抗がん剤の開発をおこなった梅沢浜夫教授の高弟のひとり元埼玉県立がん

a）B-16 melanomaの増殖に対するFOY-305の効果

| Treatment | Tumor diameter (Day 18) (mm ± SE) | Survival days (mean ± SE) | n |
|---|---|---|---|
| Control | 21.3 ± 1.3 | 30.5 ± 1.6 | 10 |
| FOY-305 (0.1% in the diet) | 15.8 ± 0.6 * | 39.4 ± 2.5 ** | 10 |

*：$p < 0.001$　**：$p < 0.01$

b）EL-4腫瘍に対するFOY-305の効果

| | Tumor diameter (Day 18) (mm ± SE) | Survival days | n |
|---|---|---|---|
| Control | 8.1 ± 0.6 | 31.3 ± 1.5 | 10 |
| FOY-305 (0.1% in the diet) | 5.7 ± 0.4 * | 45.0 ± 5.4 ** | 10 |

*：$p < 0.005$　**：$p < 0.05$

腹水型腫瘍に対するFOY-305の作用

| Tumor | Treatment | Survival days (mean ± SD) | n |
|---|---|---|---|
| S-180 | Control | 16.9 ± 2.1 | 9 |
| | FOY-305 (0.1% in the diet) | 17.0 ± 3.0 | 8 |
| L-1210 | Control | 12.2 ± 0.3 | 8 |
| | FOY-305 (0.1% in the diet) | 12.2 ± 0.2 | 8 |
| Ehrlich | Control | 21.5 ± 3.5 | 8 |
| | FOY-305 (0.1% in the diet) | 22.0 ± 3.6 | 8 |

センター研究所長、穂積本男博士から祝辞と「さぞかし梅沢浜夫先生や藤井節郎先生方が草葉の陰でお喜びになっておられることと思います」という懇篤なお便りを受け取っていた。さらに、読者から出版社に「このような基礎研究と臨床医学をミックスした専門書を出来るだけ多く出版して欲しい」という投書があった。

ピカソやマチスは初めから一見わけのわからない抽象画ばかり描いていたのだろうか。若いころの鍛錬された具象画の基礎があるからこそ普遍的価値があるわけだが、基礎もないのに若いころから巨匠が最終的にゆきついた形式を模倣した中途半端な画家たちの末路のはかなさは如何に。医療においても普遍性がなければならない。

臨床医は、新しい薬や治療法がニュー

スになってもすぐに飛びつくことは避けたい。

何度もくりかえすが、病気の大半は体液の変動と炎症が基礎になる。私は、医師はこの本質を医学教育の根底に据えなければならないと常日ごろ思っている。診療科が細分化すると医師が専門バカになり、病気のいちばんの根源を忘れる傾向がつよい。

発がんのプロモーション過程にも転移能を獲得するプログレッション過程にも炎症性細胞の介在が必須なので、炎症の定義を知らない者はひとの生命にかかわるような「がん」などという難病の治療に関与してはいけないのである。最近ではやっと患者だけではなく、医師もセカンドオピニオンを訊く傾向がでてきた。

薬害訴訟があとを絶たないが、医師は薬の効能書きだけをみて使用するのではなく、がん専門医は細胞培養もやり、動物実験もやり、病理解剖も経験し、さらに内科的基盤ももつ見識のある医師に限定されなければならないであろう。単なる外科医として、あるいは単なる放射線医として勝ち上がってきたようなたたきあげの医師にはがん治療をまかせておくことは許されない時代がかならず来る。

患者は治療を受けるまえに、インターネットでその施術者および病院の業績を調べてからかからなければ心配であるという時代に突入している。

がん専門医をめざす外科医や放射線医は、さらに血液像の解読法と抗生剤、抗がん剤をはじめとする薬剤の使用法をしっかりと身につけるために若いうちに血液内科での研修がのぞましい。一方、内科医は内科的限界を知るためにも外科研修を体験しておくことがのぞましい。すなわち、ひとりのがん専門医たるものその内容が集学的であることを目指すことがのぞまれる。

本来外科医である私のがん研究のアイディアも、病理学と血液内科での研修の中から湧いて出たものだった。そして研究がみとめられるようになってからは、生化学者の協力を得て発展してきたものだった。

私は三十年におよぶ医学の勉強から、大半の病気の本質はおおざっぱに言えば体液（血液、リンパ液、組織液、その他）の変質によって動くとの考えにいたっている。近年、諸種細胞の分泌するケミカルメディエーター（化学伝達物質）やサイトカイン（炎症や免疫反応において細胞間の情報伝達物質として働く。多くのサイトカインは主にリンパ球の相互作用に関与しているところからインターロイキンという名称が付けられている）、がん遺伝子の解明によりそれらひとつずつを阻害的に攻撃したり活性化するという分子レベルでの治療がさかんになってきたが、医療が小をみて大を忘れてはいまいかと危惧するのである。

「外科医とはメスをもった内科医でなければいけない」と言った先人の精神は臨床家にとって極めて大切である。

先にも述べたが腫瘍内では炎症と関係のあるキニン、カリクレイン、トリプシン、プラスミン、などのセリン系たんぱく分解酵素が活性化しており、私の目指すところは、悪性細胞から余分に分泌されるたんぱく分解酵素が過剰に活性化した細胞膜上で阻害することによって細胞増殖を抑制しようというもので、細胞内の核酸合成阻害によって殺細胞性に作用する従来の細胞毒性型抗がん剤とは異なり、細胞増殖静止とがん細胞の成熟化あるいは分化、脱がん化をはかるものである。

たとえば暴漢が人質をとって立て籠もったとする。ミュンヘンオリンピックやペルーの日本大使館のテロに対して、警官はその解決に武器で立ち向かい人質ごと殺してしまった。

これをがん治療に置き換えるならば従来型細胞毒性のある抗がん剤の使用と比べられるかもしれない。しかし一般に日本では、まず警官がやさしく説得して時間稼ぎをする。その間に暴漢の心も落ち着き、それでもだめなら暴漢の親や子供に説得を試みさせる。するとカッカとしている暴漢（がん細胞）の頭も次第に冷静で成熟した考え（がん細胞では分化ひいては脱がん化）にもどり、誰も傷つけることなく、まずは人質を解放し、そのうち自分も投降して両者が助かるという方法をとることが多い。第二次大戦後獲得した日本人の知恵のひとつかもしれない。

私の実験的がん治療法もこれをめざし、固形がんの場合がん細胞は局所で動かず接触しあって成熟（分化）し、がん胞巣から分離（浸潤・転移）することなく局所で寿命がくるのを待つという算段である。人質である生体（担がん体）にもマイルドでしかも的確な手法と考えている。

さて、がん細胞は主要な血液凝固因子の前駆物質であるトロンボプラスチン（平時は主に肝臓で産生）を産生することが知られており、これが活性化されると血液凝固因子トロンビンになる。

ここでカモスタットにはトロンビンという血液凝固因子を抑制するほかに血小板の凝集阻害作用もあるところから、肺や肝臓のように血管にとんだ臓器でのがん細胞の微小血管における腫瘍血栓の形成を阻害して転移を抑制せしめることができたというのが今回の国際学会での私の発表内容の主軸をなす。

ところで、がんは末期になるとＤＩＣ（播種性血管内症候群）におちいる患者が多い。これは、がん末期生体の悪疫質で全身の臓器で血液の過激な繊維素溶解現象と血液凝固が亢進して、全身の臓器で出血と凝固壊死がおこり多臓器不全をひきおこすことである。このＤＩＣは重度の肝炎や感染症でもおこることがある。

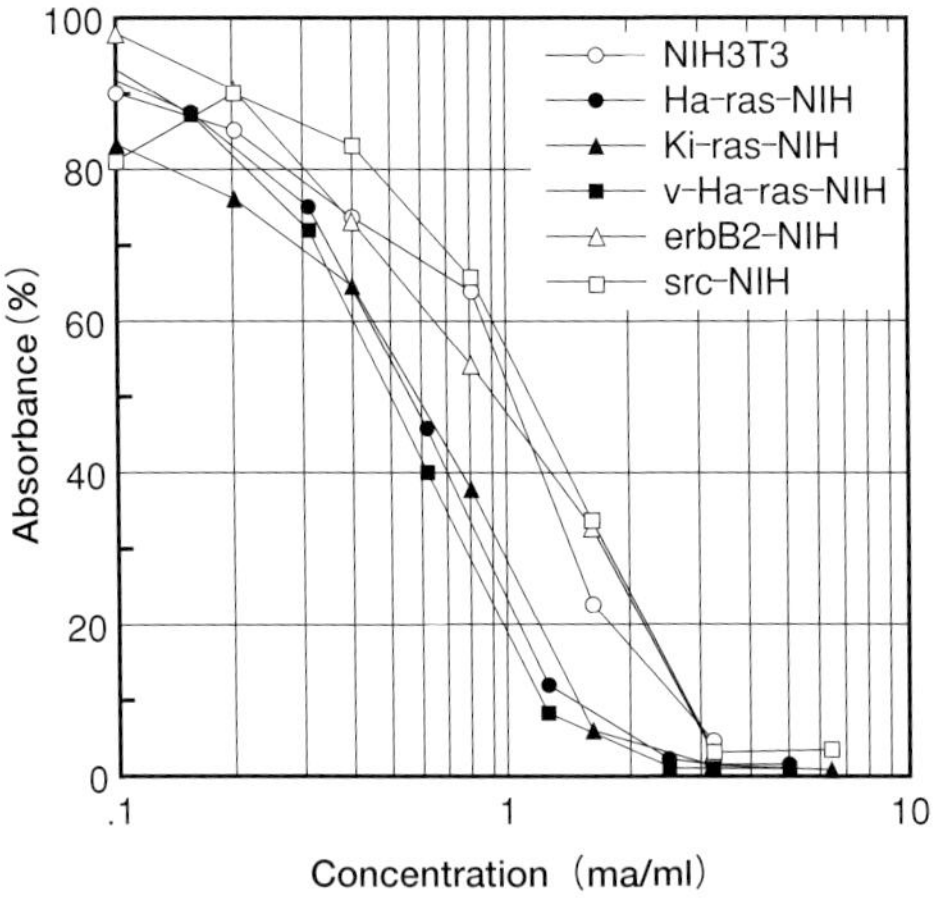


FOY-305の正常あるいはsarc-およびerbB2がん遺伝子で形質変換したNIH3T3線維芽細胞の50パーセント増殖阻害濃度（IC50）は1-1.2mg/mlであり、一方、ras-がん遺伝子でtransformしたNIH3T3のIC50は0.5-0.6mg/mlと、セリンプロテアーゼインヒビターFOY-305はras-NIH3T3細胞に、より感受性が高い。

INTERNATIONAL JOURNAL OF ONCOLOGY 9：517-520, 1996

この場合、繊維素溶解に関与するプラスミンと血液凝固因子トロンビンおよび血小板凝集因子であるトロンビン、ADP、トロンボキサンA2、トリプシンの阻害剤としてカモスタットのアナログ（相似化合物）の注射剤が使われている。

このようにセリン系たんぱく分解酵素（プロテアーゼ）の阻害剤は発がん、がんの増殖、浸潤転移を抑制するのみならず、担がん体の体液のホメオスターシス（恒常性）を健全に維持するためにも、適度に広範囲でなければならないと私は考えている。

さらに、従来の細胞毒性のある制がん剤であるブレオマイシンや5－FUにくらべてカモスタット単独使用でも肺転移抑制効果が有意に勝ること、さらにカモスタットと従来の抗がん剤を併用すると相乗的にその効果が高まること、それによって従来の抗がん剤の投与量を半減させ副作用を抑えることができることが組織標本スライドで一目瞭然であったことが聴衆の納得につながったのだろうと、大御所、スウェーデンのカロリンスカ大学病院病理部のC・A・ルビオ教授から賞賛を得たことで私は満足であった。

すでに千葉大学医学部遺伝子生化学部の日和佐助教授との共同研究で、カモスタットがNIH3T3培養細胞をもちいた時、とりわけrasがん遺伝子で形質変換した細胞に感受性が高いことを発見し、国際誌（International J Oncology 9, 1996）で発表している（図表グラフ）。

# ディナー

午後八時、私がライトアップされた庭園を本館に引き返すと、さらに静まった海は弓張月に照らされて明るく輝き、ジャスミンの香に酔いそうになる。すると背後から「やあ」と英語で話しかけられる。振り向くと好感のもてる大男が寄ってくる。問うまでもなく自己紹介して名刺をくれる。韓国キンポー国際大学獣医学部病理部教授k・s・ジョングとある。裏をみるとハングル文字でまったくわからない。

部屋にもどると、バスで市内観光をしてきた妻がすでに夜会服に着替えて待っている。ヨーロッパの一流ホテルでは、朝食とくらべて晩餐はややよそゆきの身なりにすることが習慣としてのこっている。こんなところでは、アメリカ人と中国人が研究のよしあしとは別にやや場違いな気がする。

ハンナは仲良しのモリーナをみつけて同席する。モリーナはA会場でわたしの講演を聞いていたとみえハンナに、

「会場で着ていたあなたの赤いジャケットとっても似合っていたわよ」

「あら今のあなたのピンクの衣装すてきだわ、見たことない生地ね」「ありがとう、これペルーのリャマの毛からつむいだものなのよ」

と、がんの放射線専門医のモリーナもところかわれば一人の女性である。

となりのテーブルにひとりで腰掛けようとするうつくしい東洋人の若い女性に目が奪われ、

「日本のかたですか」

と、思わず私が声をかけると、

「わーうれしい、お声をかけていただいて。独りでわびしくおもっていたところなんです。そちらへ同席させていただいてよろしいでしょうか」

と、返事も待たずに私の右隣に腰をおろす。

左隣の妻をみると目がＯＫしている。立ち姿がおおきく均整がとれていていて眉目秀麗である。一メートル七十四、五センチもあろうか。

「感じが女優の浅野ゆう子と真野あずさをまぜたようですね」

というと、にべない表情をして、

「それじゃ、あたし浅野あずさだわ」

と、ぶっきらぼうに答える。

ノースリーブの広い肩から流れ出る小麦色のつややかな長い腕は、いやがうえにも悩ましい。

ギリシャ神話に当てはめれば、妻のハンネが女神のうち最も美しく高貴なゼウス神の妻であるヘラ、モリーナは美の象徴アフロディテ（ビーナス）、それに大沢友子と名乗るその女性は定めしアテナ神（ミネルバ）とでも言い当てられようか。

アテナ女神のブロンズ像は、あのチャーミングさと美貌が世界中の人々の憧れの的であった英国王室の故ダイアナ妃とうりふたつであり、この三人の美しき女神たちに囲まれていると自分がギリシャにきた目的が薄れてしまって、なんともいえない心地よさを私は感じた。

バイキング料理をそれぞれ好みにあわせて四人掛けのテーブルに運ぶ。総コレステロールが二〇〇近い医師として健康管理失格と言われてしまいそうな私だが、四ツ星ホテルでは食欲がそそられて、つい数種の肉料理に手が出てしまう。この国では常食の羊の肉は、一口で自分の舌と相性が良くないことがわかった。

ハンネはヨーロッパ人にしてはめずらしく子供のころから肉が苦手で、皿の上はいつも野菜とチーズと卵料理である。妻よりは十歳以上は若いとおもわれる美しい二人の女神を前にしても、ハンネはその端正さのゆえに二人の女神たちにひけをとらないように思えた。

結婚二十八年、外国から嫁ぎ、徒然草の吉田兼好と「善の研究」の西田幾多郎に私淑して、在る所にあって平常心でつくしてくれた妻も五十になって間もなくひどいギックリ腰を経験して、「ああもう老境に入りつつあるのね、ショックだわ」と、なんでも自然に受容してきた彼女にしてはめずらしく深く落ち込んでいた直後の旅である。

自分が大学病院の医師であり医学部教官として、さらにがん研究者として三足のわらじを履いてきた陰にその多忙さから夫婦としての生活もままならなかった過去をおもいやると、ハネムーン旅行以来はじめて妻を同伴しての旅であった。

すばらしい環境の中ゆったりと向かい合って料理を楽しむと、何もかまってやれなかったのによくもいやな顔ひとつせずについてきてくれたものだと思い、じっと妻をみまもる私の脳裏に去来するものがあった。

過去数十回学会で海外出張することはあったが、そのつど自分の研究成果を発表するとトンボ返りで帰国という、とても妻と旅をたのしむような状況にはなかったのだ。国立大学教官の給料では、経済的にも数年に一度祖国のドイツに帰省させるのがやっとであった。

しかし今回はヨーロッパ文明発祥の地での学会でもあり、妻のほうからのたっての願いということで、学会期間一週間と土曜、日曜を合わせて十日の休暇をとってきたのである。

「わたしの夫は生物学者だけど、がんの研究をしているわけじゃないからこの学会には来なかったの、子供はひとりで十三歳になるわ」

話のイニシアチブはいつもモリーナがとる。蝋で透かしたようなきめ細かい白い肌に薄茶色の瞳がいつも夢見がち。

「オオコシ先生ご夫妻は子供さんは？」

きれいなブリティッシュイングリッシュ。

「いや家内がつくりたがらないので子供はいないんだ」

ハンネはいかにも申し訳ないという表情で私の顔をみる。一般にハンネの年齢のドイツの女性には子供をつくると戦争にとられるという考えが多く、出生率の減少からこのままではドイツ人はいなくなるのではないかと危惧された世代である。第二次大戦後ドイツはナチスドイツのユダヤ人および非戦闘員虐殺を恥じ、二度とあやまちを繰り返さないようにと、小学生の授業にまでその虐殺シーンの記録映画を見せたのだという。ハンネの世代の女性たちはその心理的トラウマ（外傷）を引きずっているという。医師は子供をもってはじめてひとの心がわかると私は思っていたのであるが、強制してもお互い幸せにはなれないだろうとあきらめたのだった。

「あら、失礼なことを聞いちゃってごめんなさい」

「友子先生はなに年ですか？」

日本語で話題を変えると、

「辰年です。あら、歳がわかっちゃうわ」

「それじゃあ、九紫火星の辰年ですね」

私にはもう彼女が三十九歳であることがわかってしまう。

「おっしゃる通りの年ですわ、わたしもそろそろ子供をつくらなきゃあ」

友子女医は開き直ったように言う。

「夫は七歳も年下でいま三十二歳なのよ」と、ひょうきんな顔をして聞かなったことまで今度は英語で答える。

「あら、うらやましいわね」

モリーナ先生が目をまるくしていう。ハンネは、こんなことってあってもいいんじゃないの、とでもいうようにほほえんでいる。

「それでご主人も医学関係のかたなんですか」

私はおどろいた表情が相手にさとられないようにすかさず訊く。

「いいえ、夫は外資系のコンピューター会社につとめているの。結婚してまだ三年なの」

こんどはすこしはにかむようにして言う。

ルイ・ビトンのバッグから出したアルファベットの名刺には、

「テキサス大学整形外科、腫瘍研究部専門研究員」

とある。医学博士と理学博士の称号をもつ。

「あら偉いのね」

ハンネが感心したように言う。

「もうアメリカは長いんですか？」

と、私が訊くと、

「十年になります。わたし或る私立大学医学部卒業後、整形外科で四年間手術にも立ち会ったんですけど、骨腫瘍の研究をやろうとおもっても日本の私立大学って研究費がほとんどないでしょう、それでおもいきって渡米したんですけどちょっと長すぎたかしら。主人はそろそろ日本に帰りたがっているんですけど、今帰っても日本じゃ良いポジションに就くのはむずかしいから、私が主人を引き止めているの」

強い口調でいう。

日本語なのでモリーナ女史が狐につままれたような顔をしている。

それぞれに皿を換えに立つが、

「日本の旅館じゃ地方ごとにそれぞれ特産のお料理がたのしいけど、洋式ホテルじゃ品ぞろえがどこへ行ってもほとんど代わり映えがしないわね」

と、ハンネはいいながらもすでにデザートにとりかかっている。

「でも、このギリシャヨーグルトは逸品だわ」

「羊の乳からつくったものかい？」

「ふつうのヨーグルトとくらべてみずっぽくなくて、舌ざわりがしっかりして酸味が少なくっておいしいわ。羊の乳だったら臭みがあるけど、これは牛乳からつくったものだわ」

「ギリシャじゃオリーブが特産でおいしいわよ」

モリーナ先生は得意そう。

肩までとどくつややかな長髪、おさげ髪に接する整った眉、一重瞼が大きく知的な目、鼻根部からスッキリとのびた高い鼻筋、くっきりとしたくちびる、肩幅と均衡がとれておさまる形のよい下あご、ほどよく長いうなじからなだらかに胸の頂点をめざす放物線、引き締まったウエスト、ツーピースから流れ出るはりのあるながい四肢。友子女医の容姿はまるで熟年のスーパーモデルとも見まがうほどである。

「失礼ですがお食事の所作がとてもお上品ですが、そのようなお育ちなんですか？」

ハンネとモリーナ女医がなにやら可笑しそうに話が弾んでいるのをさいわいに私がたずねると、

「そうですねえ、実家が北条氏とゆかりがあるらしいですわ」

「今どきでもそういう家庭教育を受けられたとか」

「それはあります」

おもいっきり日に焼けた容貌にも気品がただよう理由がわかった。この備わった気品ゆえに白人社会からも受け入れられているのだろうと、私には納得がいった。

友子先生、ハンネとモリーナにむかって、

「あたし毎日二時間ずつエステをやってるのよ、あなたたちも明日からどう？」

と、ふたたびひょうきんに英語で言った。

「十月の終わりというのに今日は気温が二十八度もあったから、中庭のプールやホテルの前の海岸で泳いでいる人たちを見たけど、このホテルにサウナとかトレーニングマシーンなんかもそろっているのかしら、あたしはまじめに学会に集中するつもりだから、ハンネあなたはどう？」

「明日は主人がとりわけ聞きたい演題がないからって一緒に一日コーフ島の名所ツアーをするつもりなの。また次のチャンスに誘って」

七歳も年下の夫を持つとつねに理想的な体型と若さを保つのは並大抵ではないのだろうと思い、私ははさっきとはすこしちがう真剣な面持ちの友子女医を見やった。

「モリーナ先生、テーマが変わるけど、きみの国、南アフリカ連邦が数百年つづいた白人政権から、人口の八割を占める黒人を含めた民主政権に移行して十数年を経過してるけど、政情はどうなの？アパルトヘイト（人種差別）なんてまだ残っているの？　黒人の失業率が四十数パーセントとかで不満がたまって黒人の白人に対する暴行がたえないらしいけどきみなんか怖くはないの？」

「わたしたちは白人地区にかたまって住んでいるんです。勤め先の病院が少し離れているけどあぶないなんておもったことなんかないですよ」

少女時代に何人かの女ともだちとテントを担いで野宿しながら国中を旅行してまわったという話をきくと、

「あなたにはきっと良い守護神がついているんだわ」

と、ハンネが感心したように言う。

私はモリーナ女史の中に相手をあるがまま自分の目線でみることのできる数少ないコスモポリタンの心情を発見して、その包み込むようなやわらかな表情にみとれた。そんな平常心がハンネにもあり日本という異国にあって起伏のない対人関係を築いてきた妻に日ごろ私は満足をしていた。

当然ながら日本とヨーロッパでは文化レベルの対等さに加え、日本人の寛容さが妻に安寧をあたえているのだと確信すると、日本民族であることに私はナルシシズムを感じた。

「マンデラ首相が政権をとる少し前にわたしたちまだ結婚してなかったんだけど、主人の両親はたび重なる政情不安を心配して主人をアメリカに留学させてそこで永住させたがっていたの、でも主人は同じ白人国家でもアメリカには馴染めないで帰ってきちゃったわ」

イギリスの哲学者のバートランド・ラッセル卿にあるひとが、二十世紀の最大の偉人を三人あげるとしたらだれでしょうときくと、「アインシュタインとレーニン、そのほかは知らない」と答えたという記事を読売新聞で読んだことがあったが、ミハイル・ゴルバチョフとネルソン・マンデラも忘れられない世紀の傑物だろうとおもってみる。

アルベルト・アインシュタインは第二次大戦中、ルーズベルト米国大統領に早く原子爆弾をつくることをすすめ、大正末期に訪れて彼が愛した日本国の広島と長崎で、期せずしてその原爆で瞬時に数十万人もの非戦闘員を殺戮したことを生涯の後悔としたということ、一方、レーニンがロシア皇帝の圧政から革命を起こす過程で数百万人もの同族人民を正義の名のもとに虐殺してきたことを知る私としては、ゴルバチョフ氏やマンデラ氏の柔軟な人格と治政力に最大の敬意を表したいのである。

「きみが民族的にはギリシャ人だから訊くけど、第二次大戦後ヨーロッパの中でというか外の東欧がスターリン支配の共産圏からはずされて、ギリシャが飛び地のように自由主義国家として残留できたのはどうしてなんだろう?」

「わたしは生まれたのが南アフリカだし詳しくはないけど、ヤルタ会談でそう決まったんだって両親から聞いています」

生まれる二十年も前のことのせいか、モリーナの口調に熱が感じられない。

四十年にもわたり国が東西に分断され、統一後十五年を迎えても政治的にも特に経済的に大きな難問をかかえる故国ドイツを思うハンネは神妙な表情だ。平和の真っただなかに生まれた友子女医は、コーヒーのおかわりをおいしそうに口に運んでいる。

ハンネが時計を見て、

「あらあなた、明日は早いわよ」

と、せかすように言う。

「友子先生、ごめんなさい。話がとんでもないところにいっちゃって、先生のポスター（展示発表）見せていただきました。低酸素で放射線抵抗性の軟骨芽肉腫に対する遺伝子療法、ずいぶんむずかしい研究をされているんですね。ぜひ患者さんに還元されるようにがんばってください」

私が席を立つまえにひとこと挨拶すると、退屈そうに聞いていた友子女史の顔がかがやく。

悪性腫瘍では大きくなると細胞の増殖のはやさに血管の形成が追いついてゆけないことが多く、腫瘍の中心部はセントラルネクロージスすなわち中心部壊死に陥り、当然その部位は酸素が少なくなる。血管がなければいくら制がん剤を送りこんでも腫瘍の中心部にまでは到達しないので、抗がん剤がよく効いたとしても血管がくる腫瘍の周辺が縮小するにとどまることが多い。放射線照射ではオキシジェンエフェクト（酸素効果）という言葉があり、放射線そのものが直接がん細胞をたたくことに併せて酸素を励起して活性酸素にし、そのフリーラジカルでがん細胞をたたくのである。それゆえ腫瘍は臨床病期によっては前二者で治療しえず、残った部位の外科的切除が必要となる。

五十年ほど前に高気圧酸素治療といって、血中および組織内に酸素濃度を上げて抗腫瘍効果をねらった治療法が試みられたことがあるが、それ単独では不十分であることがわかった。

私は科学研究費を得て実験用の小さな装置をもちいて抗腫瘍効果を調べたことがあったが、治療期間は腫瘍縮小効果がみられるものの完治しないで残った腫瘍ではリバウンドが観察されるというネガチブデータが出て、この装置単独での治療の限界を雑誌「日本高気圧酸素環境医学界雑誌七巻、一九七二年」に報告していた。

しかし放射線治療と併用すると低酸素の腫瘍中心部にも酸素効果が期待され、使用されている施設もまだあるらしい。一般には一酸化炭素中毒や血管の疾患であるバージャー病などにその設備が使われている。軟骨はそもそも血管を欠くので放射線の酸素効果が期待できないだけに、大沢友子博士の遺伝子療法には期待がかかる。

途中から韓国の好漢ジョング教授が食卓に加わった。五十歳すこし手前であろうか、大男だがいまどきこんな純真なおとながいるのかと私は思い、好意を抱いた。そしてテーブルのみんなから歓迎された。ジョング氏は動物のラットを用いて肝硬変を起こさせた時、グルタミン受容器２・３の発現が正常の肝細胞の十倍以上に高まっており、主として低酸素におちいった肝細胞がＴＧＦ―$\beta$（トランスフォーミング成長因子ベータ）というサイトカインを産生して肝硬変や、ひいては肝がんを誘発するのだろうという説を遺伝子発現とからめて発表するのだと言う。

ここにいう、ＴＧＦ―$\beta$とは、間葉系細胞（線維芽細胞）を増殖させ炎症の後半部に修復に関与するサイトカインで、いったん上皮細胞ががん化すると増殖促進的に働き、ＴＧＦ―$\beta$の活性化はがんの悪性度を亢進させるという。

研究テーマはちがうもののおたがいに、がんと低酸素、遺伝子発現という共通項を見つけて友子先生とジョング先生の話がはずんでいる。

一般に「がん」は人間の病気として考えられがちだが、生きとし生けるもの、植物にも魚にも一般動物にも共通の疾患である。

たとえば今上天皇の弟君常陸宮は、魚のがんの研究では世界的エキスパートであることを知る人は少ない。ジョング氏は獣医学博士だが医学者が動物実験をするときは、使用すべき動物の品種や体質、飼料の選び方など獣医師の知識にたよることが多いのである。そして、獣医師自らが偉大なるがんの基礎医学研究者であることが少なくない。

## コーフ島日帰りツアー

翌朝私が目をさますと、

「あなた今朝がたおおきな声で寝ごと言ってたわよ。なにか心配ごと？」

と、ハンネがいぶかしげにたずねる。

「授業中、学生が騒いでいたので大声で叱っていた夢だったかもしれない」

私の勤める医学部では百人の学生のうち十人以上も、ひどいときは二十人も国家試験に落ちるという憂慮すべき事態がつづいていたのである。

旧帝国大学ではどうせみんな自分たちとおなじエリートなのだから放っておいても自分たちとおなじレベルに達するさ、という教官層と学生たちのおごりと甘えが大学のレベルを下げてしまっていることは余りに残念だ。

今朝も快晴。今日は午後六時から八時に聞きたいと思っているセッション「がんの浸潤と転移」に間に合いそうなので、ハンネとともに軽装でここコーフ島の日帰りツアーにでかける。

貸し切りのバスに乗り込もうとすると一番前列右で、目のギョロリとした白髪まじりの男がニヤニヤしながら「You are bad boy（悪い子だ）」と言う。となりの痩せぎすな女性も、合わせるように目がなくなるような顔をして意味ありげに笑いかける。ちょっと虚をつかれたが、「そちらこそ」と、私が照れくさそうに言い返すと乗客がいっせいに笑い出す。学会をさぼってきているのでみんなすこし後ろめたい気持ちでいるのである。

「あらあの二人きのうあなたと同じセッションで発表したギリシャ人だわ。自分じゃ内容がぜんぜんわからなかったけどあの女性の頭のきれるのにはおどろいたわ」

通路をはさんで反対に腰掛けると、ハンナが小声で感心したようにいう。

「自分の発表だけで頭がいっぱいだったんで全然おぼえていないなあ」

男は前歯がないのかコンニャクのようなくちびるでしゃべりまくり、合間あいまに隣の笑わなくても目が細い女性にやたらにキスをする。二人ともギリシャ人にしては英語で、男はかみさんや子供たちの話をしている。

私にはずいぶんと無神経な男におもえるが、聞いている女性のほうは終始顎をあげ声をたててわらっている。ハンネは知らん顔だが、私は顔に不快感がただようのを抑えきれない。

やにわに男が名刺をだして自己紹介し、

「きのうのドクターの講演とてもよかったよ」

と、あいかわらずニヤニヤしながら言う。女性のほうも名刺をくれる。

「先生は聞いておられたかたかどうかわからないが、わたしの研究はEGFRP（上皮成長因子受容体関連たんぱく）が大腸がん細胞で細胞周期のGゼロあるいはGI期をおさえてがん細胞の増殖を抑制するという分子標的制がん研究だけど、きみの発表のなかで変異線維芽細胞の増殖抑制が細胞周期のGI期からDNA合成S期への移行をカモスタットが阻害して、細胞の増殖殺細胞性ではなく増殖を静止するようにはたらいているというデータがあったけど、生化学的にも納得させられるところがあるね。ただ先生の扱っている化合物はいくつもの酵素を同時に阻害しているので、特異性ということからするとひと昔ならともかく、どこかに標的を絞らないとがんの薬用特許は取りにくいかもしれないね」

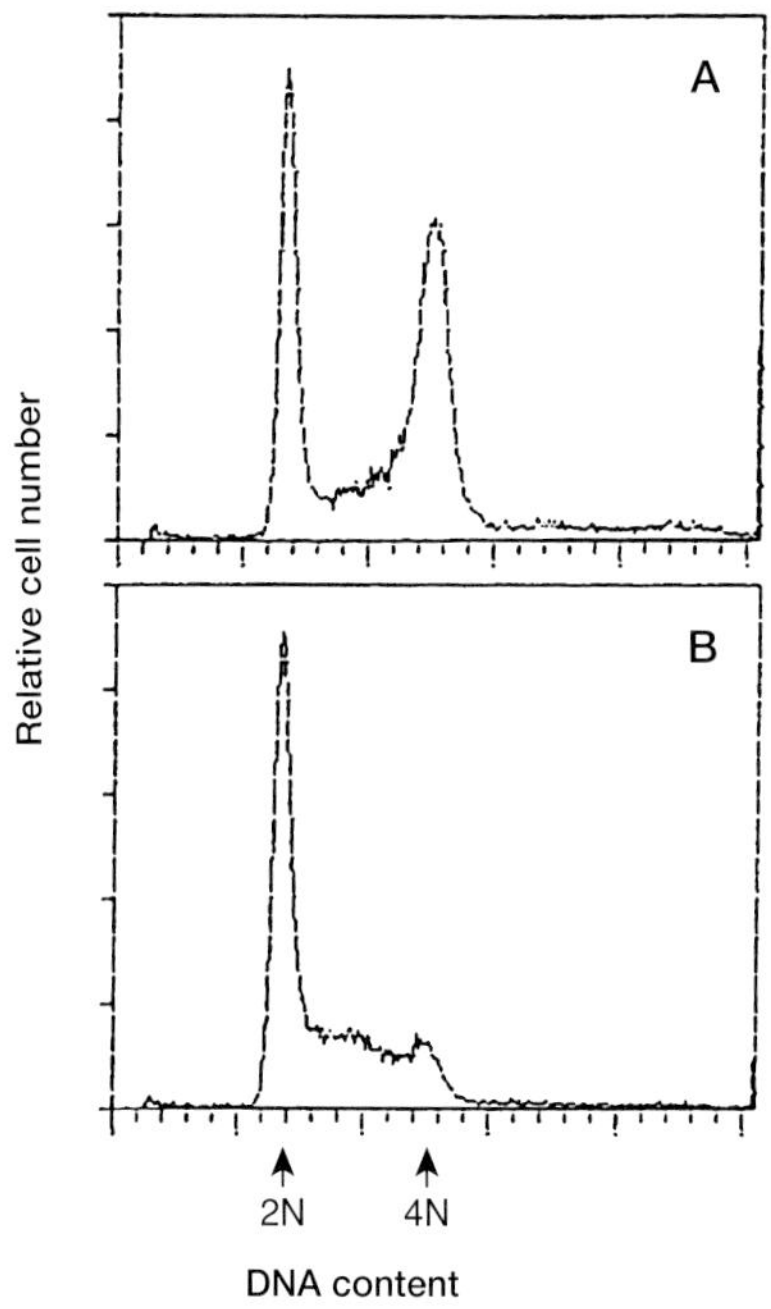


フローサイトメトリー分析では、FOY-305は細胞周期のG1期からS期への移行を抑制して、細胞増殖に阻害的に作用しているらしい。S期におけるFOY-305処置群の細胞のパーセンテージは46％で、一方、非処置群（コントロール）の細胞のそれは38％である。このことは、FOY-305の存在下で僅か数パーセントの細胞がS期に入り込んでいることが示唆される。このことは、セリンプロテアーゼインヒビターFOY-305がDNA合成を直接阻害していないことがわかる。即ち、水溶性のFOY-305（Foypan®）は細胞毒性のある従来の抗がん剤に対して、細胞増殖静止作用を示すらしいことが窺われる。

カモスタットが細胞周期のどこをブロックするかという研究は、アメリカで（世界で）最高権威の生化学会ゴードン・カンファレンスの冬版、キーストン・シンポジウムに招待され、私の講演は極めて高い評価を得た（一九九六年三月二十五日〜三十一日、キーストン・コロラド）。この講演内容はInternational Journal of Oncology 9, 1996.で発表した（図二枚）。

　私が老眼鏡を出して名刺をよくみると、男性のほうは米国デトロイト市ウェイン大学医学研究センター、理学博士ナジムダール教授とある。浅黒い皮膚と名前とから、国籍は聞かなかったがインド系の人種のようだ。

　一方の女性の名刺には、理学博士、メリナ・パパンドリオス、米国イリノイ州エバンストン、ノースウエスタン大学化学科教授とある。ははあ、お二人とも見かけによらずえらいんだなあと私はハンネと顔を身合わせる。カモスタットは慢性膵炎剤としての特許はすでに切れているので、古代エジプトのネフリティティ王妃が目を閉じたようなこの女性化学者に、なにかの縁だからカモスタットの新しい誘導体の構造式を教えてもらおうと思うと私の二人への違和感は消えていった。

「いや、わたしの考えはすこしちがって、カモスタットは広範囲にがん関連酵素阻害効果があるからこそ発がんもがん細胞の増殖も浸潤転移すら抑制できたんだとおもっているよ。水をさすようだけど、がんなんて細胞の一ヵ所だけを標的として攻撃すればたたけるなんてしろものじゃあないさ。おまけに肺がんに対するイレッサ、閉経後の再発あるいは進行乳がんにたいするタモキシフェン、大腸がんなどに対するCOX2のような分子標的療法だって重篤な副作用で死者さえ出ているわけだから、がん狙撃剤などといってすぐさま特許をとってもうけようなんて考えもないので、まずいろいろな研究をして、がんとは一体何物かを知り、副作用のない制がん治療法を学問的に定義づけることが臨床家でもあり研究者でもあるわたしの意図するところなんだ」

タモキシフェンは細胞毒性作用を示しDNAを損傷するところから、使用後しばらくして子宮内膜がんや子宮がんが発生する事態が生じた。

その後アロマターゼ（ミトコンドリアに存在するチトクローム系酸化還元酵素）の阻害剤が、閉経後乳がんのうち手術後や手術不可能症例にファーストチョイス（第一選択治療剤）として海外で使用され、日本でも厚生労働省の承認待ちにある。これは低分子化合物で内服で使用され、これといった副作用がなさそうである。

ところで、いやな例だが、戦争において狙撃兵の貢献度はいかほどのものか。戦争はひとくちにいえば集団ヒステリーの一種といっても過言ではあるまい。ひとつの命令形のもとに大義名分と称して人類という生物体の生命の集合体を一挙に消滅させてしまう。大戦ともなると各民族がうなされるごとく入り乱れて殺戮をくりかえす。動物は相手の家族あるいは種族をまるごと滅ぼすようなことはしはしない。

人間は理性を失えば盲目的に自滅するまで侵略破壊を遂行する。野放図ながん細胞の増殖と周辺組織への浸潤のように。人間そのものががん細胞的二面性を、あるいは多面性をもっている。細胞のがん化のメカニズムには、がん遺伝子とがん抑制遺伝子がかかわっていることが確認されている。

生体にとって、環境汚染物質の被曝や異物であるウイルスの侵入と炎症という戦争が周囲で起こるとがん遺伝子が活性化される。がん抑制遺伝子の欠失や発現の低下も発がんを起こすように、主として教育によって植え付けられるモラルの低下は、人間に隠された獣性というか悪魔性（ハンネはこれを「黒いエネルギー」と呼ぶ）がよびおこされるかのように暴走する。

戦争では恐れと利害関係によってその暴走を押しとどめようとして、列国が軍備という暴力で暴れん坊を抑えつけるようにはたらく。国連も免疫応答という大義名分のもとに軍隊を送る。血と血をもって戦いとはむごいものだ。ばい菌が生体にはいると白血球が戦いを挑み、負ければ屍骸となって膿になる。戦争の場合も双方に多くの負傷者が出て、多くの場合が大量の死者だ。放っておけば屍はうじにむしばまれる。人間は死してまだ戦わなければならない。それゆえ世代を越えて生命が存続するということは並大抵なことではない。生還とはそれゆえに尊いことである。

がんにおける従来的治療である外科手術、放射線照射それに細胞毒性抗がん剤などは、しばしば武力もしくは軍事力であるかもしれない。軍事力は人類においても生体においても最小にとどめなければいけない。過去の人類の歴史に調停のために軍事力が必要であったことは否定はしない。生体は異物に対して恒常性を保つために免疫系の攻撃細胞や分子が働く。

生命体に生存をかけた自己主張は、生命の誕生以来備わったものである。ただし、度を越した不必要にはつねに排除あるいは矯正的共存が考慮されなければならない。

地球の温暖化が産業のとどまるところを知らない人類のエゴのうえに成り立ち、宇宙環境という有限のサイクルを狂わせている現実を無視し続けるなら、人類の崩壊につながることは火を見るより明らかである。悲劇の多くは、不確実ながら正常な自己から変異した免疫的処理の届かなくなった非理性、非自己のなせる業であるといえよう。

人類全体が住みよい地球であるようにと望む高潔な知恵の集結である京都議定書に対して、世界の警察を名乗る現米国政府が賛同しないということは、地球の恒常性の維持に不安材料を提示するといえる。

二酸化炭素（$CO_2$）はひとつの指標だが、げんざい使用されているエネルギー源の石油や石炭は、その分解過程でアメリカ一国をとっても発がん物質のひとつであるベンツピレンを年間百四十万トンも排出しているという。急速な発展を進める中国は世界第二の二酸化炭素排出国だが、産業進行を一時控える方針も打ち出しているらしい。

しかし競争社会のいま、エネルギー消費が二酸化炭素だけではなく年々未曾有の発がん物質を垂れ流している現状を子孫のためにこのまま放置してよいわけはあるまい。

人類が火を使うようになって以来、欧米の産業革命を経て長い年月のあいだにヒトは生存の場を危うくしてきた。生命に死は避けられないが、地球の生命も物質的に豊かになりたい、楽をしたいという人間のエゴによってすでに修復がむずかしいところまできている。

宇宙から見た地球がいつまでビューティフルブルーでいられるか、エーゲ海がいつまでコバルトブルーでいられるのか、私は文明発祥のひとつの地ここギリシャに来て、生命、広義の生体、地球、宇宙、ヒトが中心の歴史などに想いを馳せると、ヒト個人あるいは細胞の一面である魔性は内在する得体の知れない魑魅魍魎《ちみもうりょう》性に起因するように思えるのであった。

いわゆる「いじめ」の根源も認識された異物に対する恐れを覆いかくそうとする思考の魑魅魍魎化の現れと言えるかもしれない。

がんでさえ細胞が分化（成熟化、正常に近い表現形質）していれば、免疫系も異物として認識することは少ない。未熟（発展途上）ながん細胞（多くラジカルで悪性度が高い）は悪の枢軸とされ、それゆえに自己の存在を認めさせるために異種たんぱくをアジビラのように産生して生体『人類』にばら撒き存在を誇示する。

がんの治療ではがん特性遺伝子の発現調節、増殖因子受容体阻害剤によって或いはプロテインキナーゼの阻害剤によって暴力的でない抑止策として悪性のがん細胞を分化（二つの意味があるが、がんの場合は表現形質を正常化させるの意）させて、たとえがんを退縮させなくても悪性ながん形質を良性にもどすだけでも、がんと共存して延命効果がえられるのではないかとの考えにたっている。しかしこの狙撃治療も不十分であるし、副作用が気にかかる。

地上で（とくにアメリカから）悪の枢軸と名指しされている国（日本も歴史の途上で汚名を蒙った）ですら、過激な自己主張を破壊的ではなく思想の成熟化を図るように促してやれば、生命まで奪うことなく沈静化できるのではないか。地球環境の破壊からすれば、アメリカですら最たる悪の枢軸のひとつではあるまいか。

生体の恒常性は体液と免疫的寛容によって維持されているが、その恒常性さえ免疫応答の範囲をこえて侵襲されることがしばしばある。戦争が起きたら、ひとりひとりが免疫担当細胞になって人類の恒常性すなわち平和のために知恵を集結する必要性があると私の考えは飛躍していった。

軽い傾斜の道を三十分も行くと元女優で歌手の山口百恵さんをにこやかにしたようなバスガイドの説明で、結婚後、生涯人前では口を開いて笑わなかったというオーストリア、ハプスブルク帝国最後の皇帝フランツ・ヨーゼフの皇妃エリザベートの別荘のひとつ「アキレスの館」に着く。

私も児玉基宏のペンネームで小説「ブダペストに燃える」（近代文芸社）でエリザベート王妃のことを少し紹介しているので、彼女がその人生のほんの一部でもすごした生活の場に触れることはかけがえのない喜びであった。もちろんドイツ生まれのハンネの高揚ぶりはただごとではない。

エリザベートは、ドイツのババリア州ポッセンホーフェンの貧しいが家庭的な貴族の次女として生まれた。本来、ハプスブルク家のフランツ・ヨーゼフ皇太子はエリザベートの姉のイレーネとの見合いにきていたのだが、愛称シシーとよばれていたエリザベートの美貌にひと目でとりこになり、彼の厳格な母ゾフィーの命令を破りむりな結婚を強いたという。

初めから皇后ゾフィーに歓迎されなかった結婚は、子供が生まれる度にすぐゾフィーに取り上げられてエリザベートは子育てもできなかったうえ、エリザベートの美貌に嫉妬したゾフィーは嫁の歯が黄色いという弱点を突いて、宮廷では歯を見せて笑うことを禁じるなどどぎつい意地悪をくりかえしたといわれている。エリザベートは四人の子供を出産したが、姑と同名の長女ゾフィーを二歳で亡くし、長男のルドルフを取り上げられてからは深く落ち込み、美しい舞台女優カタリーナ・シュラットに夫ヨーゼフの愛人になってもらうよう頼んで、自らはちょいちょい宮廷から飛び出して旅行にあけくれる人生であったという。かと言って夫ヨーゼフとの仲は良く、旅先からは必ず書簡を送り、ヨーゼフもこよなくエリザベートの身勝手を許容して愛しつづけたといわれる。

今から百年前に、一七二センチの長身で体重を四六キログラムに保つために、生涯無茶ともいえるダイエットにつとめたといわれる。

日本でも宝塚歌劇で定番になっているほどに、エリザベートの美貌は史実を作りひろく知られるところである。

エリザベートはとくにハンガリーを好んで訪れ、いっぽうハンガリー国民もたぐいまれな美貌とやさしさに心酔し、熱烈に彼女を敬愛したという。事実ハンガリーのある教会内には、エリザベートの全身彫像が安置されているほどである。

活動的なエリザベートはひとところにじっとしていられない性格で、アルプスの高峰にもなんども挑み、付き添う女官たちはいつも悲鳴をあげていたようだ。

膨大な財のもと彼女は旅の先々で気に入った場所に別荘をつくり、とくに気に入って年中気候が温暖で風光明媚なここギリシャのコーフ島には瀟洒で粋をきわめた「アキレスの館」を建てたのだった。

バスガイドの話では、エリザベートはトロイ戦争最大の英雄でペレウスと海人の一族であるテティスとの間に生まれたアキレス（アキレウス）がよほど気に入っていたとみえる。

高い椰子の木の植わる広い庭にはよろい兜に身をつつみ、左手に盾を右手に長槍をにぎりしめ敵をみすえる勇姿あふるるブロンズ像が海にむかって建っており、もう一方の庭の中央には、ＢＣ一二五〇年トロイ戦争で、トロイの王子パリスとの一騎打ちで射られた彼の弱点の左足の腱の痛みに顔をゆがめ脚を折って天を仰ぎ見る大理石の大きな坐像がみられる。

強いがゆえにわずかな弱点である足の腱を切られ戦えず、苦悶の表情で死んでいったアキレスに、エリザベートは自分の身をおきかえ共感をいだいていたのではないかというのがハンネの想像である。

館は明るいモスグリーンの内壁のあちこちに真っ白い幼児のレリーフが戯れ、愛らしい雰囲気をかもしだしている。二階の踊り場には軍車の上で二頭の黒馬の手綱をひき、敵のトロイの軍勢に名乗りをあげているアキレスの勇姿が壁いちめんに描かれている。

室内、庭、テラス、バルコニーのいたるところにギリシャの伝説に登場するあらゆる神々の小像がおかれているが、アキレスの像は格段に大きくエリザベートの思い入れが感じられる。ここが「アキレスの館」とよばれるゆえんがおのずと知れる。

私はテラスの一角の裸体の母子像に目がひかれた。室内の壁に描かれた母子像と併せて、

「ねえハンネ、可愛いさかりの子供たちを姑のゾフィーに取り上げられた傷心から痛手を自ら癒そうとする心の表われが感じられるよねえ」

と嘆息して言うと、

「この館内に設けられたチャペルにも、乳飲み子のキリストを抱くマリア像がところ狭しとあるわね。庭にもたくさんの特に少年たちの遊んでいる姿の彫刻が多いから、あなたの憶測があたっているかもしれないわね」

言い方がそっけない。もう百年も前の話だからかもしれない。

バスガイドの話では、エリザベートはドイツの情熱的詩人ハインリッヒ・ハイネ（ユダヤ人）に私淑し彼の立像も屋敷に展示していたが、のちにプロシャ（現在の北ドイツを中心とした地域）のヴィルヘルム二世が使うようになってから廃棄されたのだという。背景にはユダヤ人であるハイネの過激な民族的革命精神がヴィルヘルム皇帝の意にあわなかったにちがいない。

「アフロディテ（ビーナス）像よりヘラ女神の彫刻が多いね」

「オリンポスの女神たち、ヘラ、アテナ、アフロディテのうち、ヘラはもっとも美しく高貴で聡明なだけでなく意志のつよい女神だったそうよ。アテナは戦いの神であり有名な英雄たちの守護神だったし、アフロディテは愛の女神だったから、エリザベートは自分をヘラになぞらえていたかも知れないわね」

さすがヨーロッパ人、なまじ本で読んだだけの自分より知識が上だと思い知らされる。

「バスガイドは言わなかったけど、最愛の一人息子のルドルフがまだ若くして結婚後愛人と心中した報道を旅先で聞いたエリザベートは、半狂乱になったそうよ。エリザベート自身、最後はスイスのジュネーブで船に乗ろうとしたところをイタリア人のルチェニーという若者に刺殺されて六十一歳の生涯を閉じるの。むずかしい人生だったわね」。

ハンネは初めて思いにふけるようにしていう。

「その暗殺者はなにか政治的民族的目的からそんな大それたことをしたんだろうか」

「そうじゃないらしいの、ただ単に派手なことをして自分をひけらかせるためだったって、供述したと実録にはあったそうよ。たんなる暴漢だったそうなの。その際エリザベートはなにも騒ぎだてしなかったっていうから、人生の潮時と考えていたかもしれないわね。波乱万丈の人生だったわね」

二人とも、最近英国のダイアナ妃を失ったと同じような哀切感を禁じえなかった。

展示されているエリザベートの若いころからのえもいえぬ美しい肖像画の前に立つと、私は人生の無常を感じた。

「遺言で、夫ヨーゼフの愛人役を演じてくれた女優のカタリーナ・シュラットには、感謝の意をこめて黄金のおおきなブローチを贈ったそうよ」

「アキレスの館」はエリザベートの死後、一九〇七年にプロシャのヴィルヘルム二世が別荘として受け継いだが、自分の肖像画一枚と二、三の調度品をいれかえただけでエリザベートのおもかげを残しておいたという。

私が庭におかれたアフロディテ像をはさんで自分のカメラでハンネと一緒の写真を撮ってもらおうと、立派なカメラを携帯しているバスで一緒だった白髪の東洋人にたのむ。

「先生のこともお撮りしましょう」

「いや、わたしは自分の顔がきらいなのでいいです」

と、しぶい顔をして断られる。

ふつうヨーロッパでは黄色人種同士が声をかけあうことは少ないのだが、同じツアー客は皆小さなバカちょんカメラばかりで、自分のまともなカメラを操れそうな人がいないので私は彼におねがいしたわけである。

「ありがとうございました、ところで先生はどちら（研究所）からおいでになりましたか」

中国のどこかだろうと思いながらたずねると無愛想に名刺を出す。シカゴ、ノースウエスタン大学医学部血液内科教授ホー・ウオン。ロンドン大学で医学・理学博士取得とある。名誉教授と記してないの

で、

「先生はまだ現役ですか」

と私がぶしつけにたずねると、にがい顔をして、

「もう七十五歳にもなると肉体的に専念できなくて毎日の勤務ではないんだ。そろそろやめようとも思うんだが、自分から研究を除いたらなにも残らないので悩んでいるところなのさ。なにか打ちこめる趣味でも作っておけばよかったんだが、全くそんな時間はなかったしね」

ウオン教授はさびしそうに吐きすてるように言った。

現役をはなれると真面目なというか一途な人ほど友人も少なく、晩年が寂しいというのは古今東西いずこも同じのようだ。たしかにお鼻は低いが知的で立派な風貌なのに、こんな年まで顔というのは気になるところなのかしら、あるいはこの年代の東洋人が白人社会でこの地位を築くにはさぞつらいことも経験してきたのではないかと推測してみると、教授のたどってきた道のりに私は思いを馳せた。

「失礼ですけど先生のご発表は？」

ただ者でないと思われる威厳にみちた教授の目をみてたずねると、

「木曜の午後三時からC会場です」

と、そっけなく答える。

もしウオン教授が中国生まれだとしたら、この年齢なら第二次大戦中彼もその家族も日本軍とのいさかいでいやな体験をしてきていているのではないかと考えると、教授の表情のない顔を私はおそるおそるのぞきやった。

「ああきのうの先生の肺転移抑制の発表、アイディアがとてもよかったよ。わたしの演題は肝臓の微

小循環での血栓症ががん転移と深く関係しているというものだから論旨は似ているな。生体や血管内には腫瘍血栓を防止するたとえばプラスミノゲンアクチベーターなんてものはそなわっているんだが、進行がんなどの場合、すなわち悪性度が高く転移能の強い腫瘍では、先生の実験のように血栓に関与する酵素トロンビンをも阻害する薬剤なんかも外から補ってやらないと効果があらわれないんだろうね。

ぜひ肝転移予防に先生のあつかっているセリンプロテアーゼ阻害剤を使って実験してみたいという気持ちはあるんだが、でもこの年じゃあ気力が続くかだね」

といってウオン教授はかすかに笑みをうかべた。

バスが坂道を下りていくとコーフの市街地に出る。中心地スピアナーダ地区で昼食をとることになった。町並みはギリシャ様式を基礎にベネチア風、フランス風、英国様式がうまく混ざり合い、黄色を基調とした壁がとてもやさしいたたずまいである。道路際のちいさなギリシャ正教の教会に入ると大きな聖人のひつぎが置かれ、小さな子供までが親に手をひかれて神妙に祈り、柩にキスをしている。

戸外に出る際に私は典型的なギリシャ正教の黒い装束の小太りの神父を見かけ写真撮影を依頼するが、軽くことわられてしまう。そこへたまたま赤いぬいぐるみを着た三歳ほどの髪をウエーブした金髪の幼女が神父の足元に走り出たので、もう一度おねがいするとOKが出た。さっそく愛用のニコン、マニュアルカメラの絞りを十一にシャッター速度を百二十五にあわせてシャッターを押す。私は十二歳で父から蛇腹式のドイツ製カメラをあたえられて以来、写真をとるのはちいさな余技になっている。簡単に撮れるオートマチックはまずつかわない。

リストンビルディングの一階の古風で大きなレストランに連れていかれたが、私もハンネも朝食をと

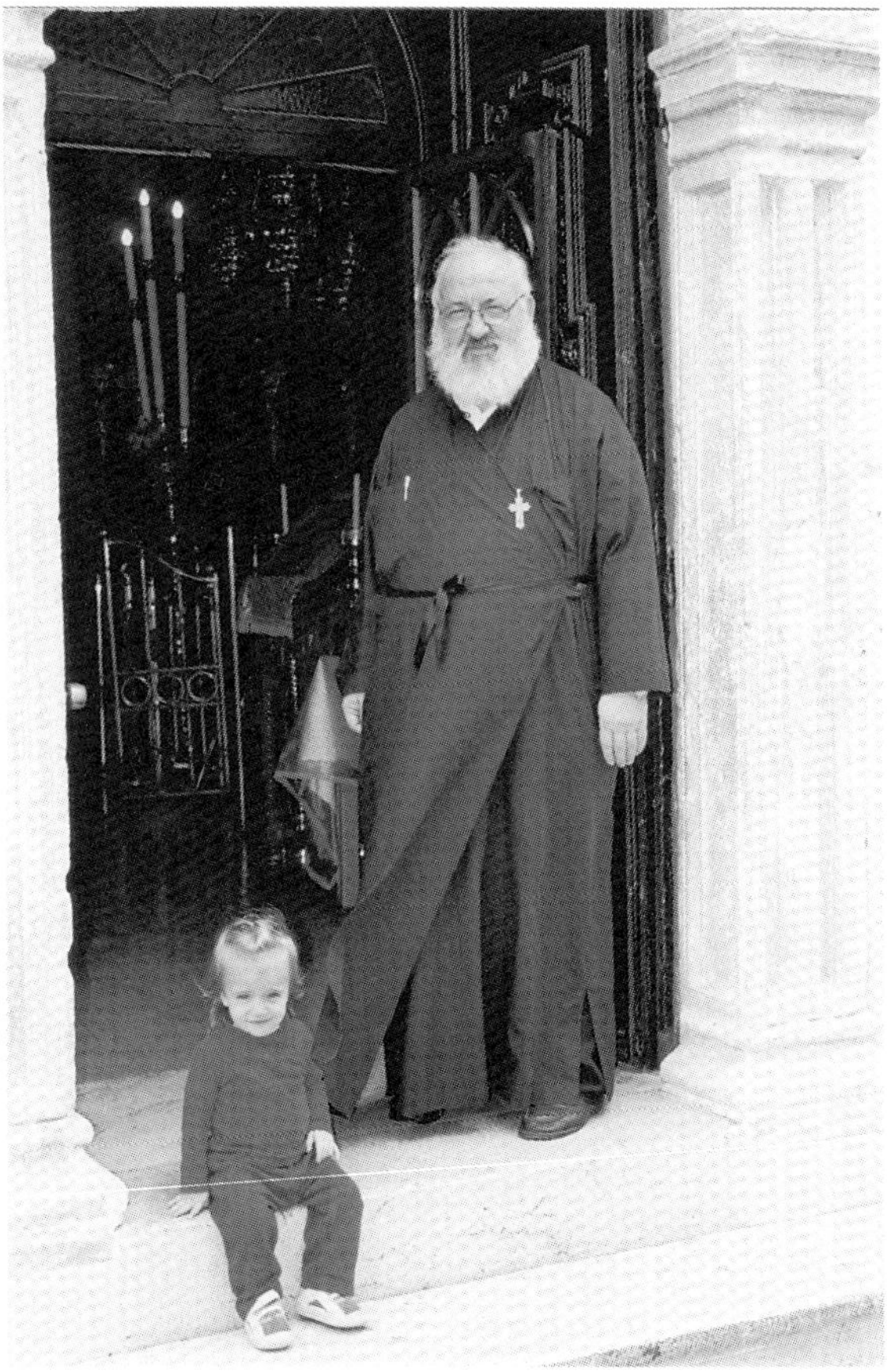

りすぎたのでアイスクリームだけ注文した。
　戸外は三十度近いとおもわれるほどに暑い。それでもはるばるやってきたのだからとよくばって二人は旧市街とコーフ島の知事の公邸を歩いて見たあと、近くの港に張り出す堅固な旧要塞にまで足をのばした。要塞は十四世紀に建築され、十六世紀に新装されて、その後十九世紀に英国様式をとりいれたとある。
　一時間の休憩のあと、バスはややきつい勾配の坂道をのぼった。途中で高級別荘地を通る。ここでロジャー・ムーア主演の映画ジェームス・ボンド007「Your eyes only」が製作されたという。
　さらに進むと林にかこまれたヴィラ、モンレポーに着く。一八二一年に当時のギリシャ国王が別荘として建てた古代ギリシャ風の建築で、現英国エリザベス女王の夫君フィリップ殿下の生家であったそうだ。一八六三年、当時トルコの影響下にあったギリシャは、国王を他国から迎えざるをえなかった事情から、デンマークの王子がジョージ一世としてむかえられ、かれはロシアのニコライ皇帝のひ孫のオルガをめとり、七人の子宝にめぐまれた。

王位は長男のコンスタンチン一世にひきつがれた。次男であったフィリップの父アンドルーは一九〇三年にイギリスのヴィクトリア女王のひ孫であるアリス・バッテンバークと結婚し、フィリップは五人の子供のうち末っ子でただひとりの男児であった。フィリップの家族は王室の一員とはいえ貧しく、こヴィラ、モンレポーを借用して生活していたといわれるが、第一次世界大戦後トルコ支配下で、一九二二年フィリップが生後十ヵ月のとき、家族は親族をたよってヨーロッパ中あちこちで亡命生活を送らなければならなかったらしい。

その間、ギリシャは一九二四年から共和制がしかれたが、一九三五年に亡命先からコンスタンチン一世の弟のジョージ二世が帰国して王政が復活。しかし一九四一年から一九四四年までナチスドイツの支配をうけた。一九四七年から一九六四年まで二十年近くジョージ二世の子のパウロ一世の王政が行われたが、その次のコンスタンチン二世は独裁政治家パパドプロスから逃れて一九六七年にイタリアのローマに亡命、一九七三年にギリシャの王政は消滅することになる。

ところで英国の親族をたよって亡命していたフィリップ一家であったが、一九四七年にみそめられて現女王エリザベス二世と結婚することになり、幼少のころから亡命先を転々として生活していたフィリップ殿下には僥倖であったであろう。しかしである。英国のジャーナリスト、ニコラス・デーヴィスの記した「クイーンエリザベス」と題したビオグラフィーによると、フィリップ殿下の女性遍歴は女王を心理的に苦しめ、とくに女王の従姉妹のアレキサンドラ王女とフィリップ殿下との二十年にわたる親密な関係は、女王をうちのめしたという。本の中で著者は、女王はあまりに忠実に英国国家につくしたため、家族のための時間が十分にもてなかったのではないかと推測している。

女王を除く王室全体のとめども無いスキャンダルを、著者のニコラス・デーヴィスは激しく批判している。王室は国民の模範であってほしいと願う著者の痛恨の叫びが記述ににじみ出ている。王子、王女たちは母親の愛情に飢え、一歩引いた父の威厳は感じられず、また良い忠告者に恵まれなかった結果だろうと示唆されている。

「日本の皇室は堅苦しいことが非難されているけど、天皇家の夫婦、親子のありかたが十分に国民の模範になっているところがいいわ」

ハンネも私も模範的なものならアンタッチャブル的存在があってもいいと思っている。

午後五時すこし前にホテルにもどった。バスを降りるとガイドが笑いながら「あなたにだけよ」といって私に民族衣装をつけたちいさな紙人形をくれる。

「エフハリストー（ありがとう）」

とギリシャ語であいさつすると、

「パラガロ（どういたしまして）」

と、うれしそうにこたえる。こんなちいさなことも旅の思い出になる。ハンネはいたずらっぽく笑っている。

## 遺伝子治療

私はいそいでシャワーをあびて六時からの「遺伝子治療」を聞くためにB会場にむかった。腎がんでは比較的はやく、脳腫瘍でもすこしずつ報告が出てきている。

遺伝子診断ではすでに乳がんの悪性度（転移のスピードなど）検査にHER2（ヒト上皮増殖因子受容体2）遺伝子が活発に働いているか、受容体（リセプター）が増えているかを調べることができるようになり、医師側はこの診断で治療方針が決めやすくなったといわれる。

最近、HER2遺伝子の過剰発現を認める乳がん患者の脳への転移リスクが過剰発現を認めない患者の二倍に達していることが、英国グラスゴー・ウエスタン病院のクレアー・パターソン博士から報告されている。

一方、HER2受容体だけに作用して副作用がすくないモノクロナール抗体とよばれる「ハーセプチン」がHER2陽性で再発や転移のあった閉経後のリスクの大きい乳がん患者に日本でも保険適用されるようになったことは私も知っていた。

ところで乳がん治療薬のタモキシフェンはエストロゲン受容器の拮抗剤であり、とりわけ東洋人に効くことが謳われており、閉経後の患者で腫瘍の再発や転移の予防に使用されているが、副作用として卵巣内膜がんや子宮がんを誘発することがあるという報告もある。直接核のDNAやRNA合成を阻害する従来の細胞毒性ではなく、このような分子標的治療でも副作用が出るという現状は、これら分子狙撃がはたして妥当なのかどうか開発者はもういちど初心にたちかえり考えなおす余裕があっていい。また医師は使いっぱなしではなく、治療経過を綿密に観察する必要がある。

B会場の主要なテーマはテロメア（染色体のDNAの末端）の動態が発がんにおよぼす影響と、逆にがん細胞がテロメアをのばす性格があることから、がんの遺伝子治療ではこのテロメアを短くして染色体の安定性をはかり、がん細胞の増殖を抑制しようとの発表だった。大半はアメリカの発表だったが、アルゼンチンや旧ソ連支配下から解放されてまだ十余年のポーランドからの報告もあり、Gセブン（いや今は中国をいれてGエイト）ではない国々の研究努力がうかがい知れた。

ごく最近、遺伝子解析から患者の抗がん剤の適合性を判定し、無駄をはぶき有効率の高い抗がん剤を選択して使用する方式が端緒についた。

動物にがんを作成して病理学的にマクロレベルで実験をしている私は、ミクロのミクロでがん治療が発進してきていることに急激な科学の進歩を感じると同時に、それを扱う科学者が先を越そうとして名誉競争に走らねばよいのだがという一抹の不安もおぼえた。すでに分子標的治療にさえ重篤な副作用が報告されているので。

D会場で発表されている「腫瘍マーカー」のセッションを、既存の方法も含めて要約すると、CEA（カーボンエンドアンチゲン：がん胎児性抗原：広範囲腫瘍で陽性）、SCC（squamous cell carcinoma 扁平上皮がん）、PSA（prostata specific antigen 前立腺がんに特異的に陽性）、COX2（シクロオキシゲナーゼ2 乳がん、メラノーマ、胃がん、大腸がん）、AFP（肝細胞がん）、CA―15、あるいは、CA153、CC―ST―439（乳がん）、CA―125（卵巣がん）、CA―19―9（胆、肝、膵、腎がん）特異的IgG抗体（食道がん）その他CA、AFP（睾丸がん）、ALP（骨肉腫、骨転移）、カルシトニン、サイログロブリン（甲状腺がん）、尿中BFP（膀胱がん）などがある。この領域は採血や採尿で容易にわかる簡便な臨床診断法として、ますますの発展が期待される。

しかし、私はこの学会の出発前に、名だたるがん専門病院で治療されている知人が、、原発巣の腫瘍マーカーの説明しかされず、骨転移のマーカーであるＡＬＰ（アルカリフォスファターゼ）の数値が漸時増大しているにもかかわらずその点には触れられず、私が相談をうけた段階では、ＡＬＰの値は健常人の十倍にも達していることに驚かされた。おまけに、激しい腰痛の原因はヘルニアによるものとと説明され、麻薬まで投与されているという。なんともいえない惨状に、私はその泌尿器科医の不勉強さにあきれ果てると同時に、その医師にはやくそのデータを読み取れる能力があったなら、知人は今すこし早くに同部への放射線治療が計画されたであろうにと思うと無念であった。

これは、画像診断だけに頼り血液像を読みとれない医師の多い現代の医療の欠陥の一例である。それゆえ私は、外科系腫瘍科に進もうとする若い医師には、すくなくとも最低一～二年の内科（とくに血液内科）の研修は必須にすべきであると、ことあるごとに主張してきた。

ところでがん検診は、欧米では七〇パーセントであるのに対して、日本では僅か十二～十三パーセントである。早期発見、早期治療が延命効果につながることがはっきりしている以上、日本のがん死亡率を減少させるためにも、国民の覚醒と医療側の一層のＰＲが望まれる。精密検査ともなると、ひとつの保険外検査でも数万円と費用もかさむところから、常に明日は我が身と考えて、政治家および行政官の自覚を喚起したい。

## 夜中の奇妙な行動

部屋にもどると八時半で、どうやら空腹をおさえきれなかったのかハンネがいない。私が脂肪質の顔を洗って食堂に出ると、ハンネとモリーナ、友子女史、それに中国人とおもわれる垢抜けした女性に、アルゼンチンの女性教授があつまって宴たけなわである。

離れたところに昼のツアーでいっしょだったウオン教授がひとりでテーブルにむかっているので、私が誘うとうれしそうにやってきて合流する。しばらくして韓国の好漢ジョング氏が輪に加わり、国際色ゆたかな大所帯にふくらむ。食事のときのテーマは学問ぬきなので、ハンネが社交の潤滑油になっているようだ。

大きな体躯だが純朴この上ない表情のジョング氏を見ていると、韓国映画「冬のソナタ」の純愛が彷彿としてきて、私はひどくジョング氏に好感をおぼえた。日本では映画やビデオはホラーかポルノ、テレビはギャグのないコメディアンのだみ声で汚染されてしまっている現状に常日頃不愉快さを感じているだけに、ジョング氏の所作に親近感をおぼえるであった。

食事がおわるころ、友子女史がなにか思惑ありげに私のところに寄ってきて座り、日本語で、

「先生にご相談があるんですけど。あちらの壁際の坊主頭でめがねをかけた男がおりますでしょう。あの男失礼にも昨夜は十一時と十二時、けさは明け方の五時に電話をかけてきていやらしいんですよ。どこの講演会場にもついてきて、なんとか断わる方法はないものでしょうか」

おびえている風でもないが不愉快さがかくせない。

「国際学会でこのような経験ははじめてだけど、なんなら私があなたの上司だとでも言ってやったらどうですか？」

ハンネは笑い、友子女史はすこし安堵したような表情になる。私の場合、海外講演はいつもトンボ帰りでそんな余裕すらなかったが、日本の教授たちにもかくれて秘書なんかを同伴してロマンスの花を咲かせるか、現地の女性と交歓して性病などを持ち帰る不届き者もたまにいるらしい。男性も女性も緊張がやぶれた時点で、容易にオスとメスに早変わりするものであるらしい。大戦後宗教教育も倫理教育もなくなった日本は、社会全体が小ぎたなくなった感がある。

十時に散会して部屋にもどる際に、私は例の坊主頭の東欧産とおもわれる男に近づき、にこやかに、

「きみが追いまわしている彼女はわたしの部下であることをおぼえておいてほしい」

というと、悪びれた様子もなく目も合わさずただこんにゃくのようなくちびるをモグモグさせてニタニタ笑っている。これは常習犯だなと私は察した。男も学者の一人だから、まあひとこと言っておけば考え直すだろうぐらいにおもって「おやすみ」というと、眼鏡の下の金つぼまなこをキョロキョロさせて「おやすみ」と返事をする。

翌朝食後にハンネは「エリザベートが精神を落ち着けるためによく訪ねたというネズミ島にいってくるわ」といって出かける。

私は食堂を出ておなじ階のいちばん小振りなC会場にむかう。「悪性神経膠質腫―基礎から臨床へ」と題して、悪性脳腫瘍に対する化学療法と放射線療法の効果の有無が討議されている。前列で聞こうと進み出ると、きわめて聡明沈着な風貌の東洋人と顔を合わす。おたがいにすぐ日本人であることが察知

され、私のほうから会釈した。

「神経膠質腫」は腫瘍が脳実質の中を浸潤性に増大してゆくもので、脳の神経や神経線維のあるところに浸潤していくので、腫瘍だけを手術で切り取ってしまうだけでは完治しえないがゆえに悪性神経膠腫とよばれる。とくに悪性度がたかいのが増殖や浸潤の速度がはやい神経芽膠腫である。組織の中への浸潤傾向はどの腫瘍よりも強くて、もっとも治療がしにくい脳腫瘍の中で最悪の腫瘍である。

いくつかの演題が治療の限界という失望的なものが多かったが、名古屋大学医学部脳神経外科の渋谷博士のテーマは「DNAリポソームを用いた免疫遺伝子治療」というもので、インターフェロンベータを組織内で産生させる遺伝子DNAを脂質リポソームで包み腫瘍内に投与するもので、動物実験でその抗腫瘍メカニズムを解明し、さらに延命効果をたしかめたうえで、予備臨床治験として再発腫瘍患者に施療して腫瘍の退縮と延命効果が観察されたというものだった。

愁眉を開くような新鮮な研究なので質問が殺到した。

このインターフェロンベータは皮膚にウイルスを感染させると出てくるウイルス感染防御サイトカインで、一般的には血清肝炎に用いられているものだが、
私の共同研究者でテキサス大学脳神経外科腫瘍研究部助教授である中島元夫博士が一九八九年に、大腸がんをヌードマウスの皮膚に移植した担がん体に注射投与して、がんの浸潤と転移を抑制することを報告していた。

もちろん吉田教授のほうは遺伝子治療なので手法は異なる。

最後のイタリアの外科医の講演は、顕微鏡下で神経膠腫を手術した症例が予後十一年でその間再発もなく経過しているという一例報告であった。しかし答弁の際に自分の業績をアルベルト・アインシュタ

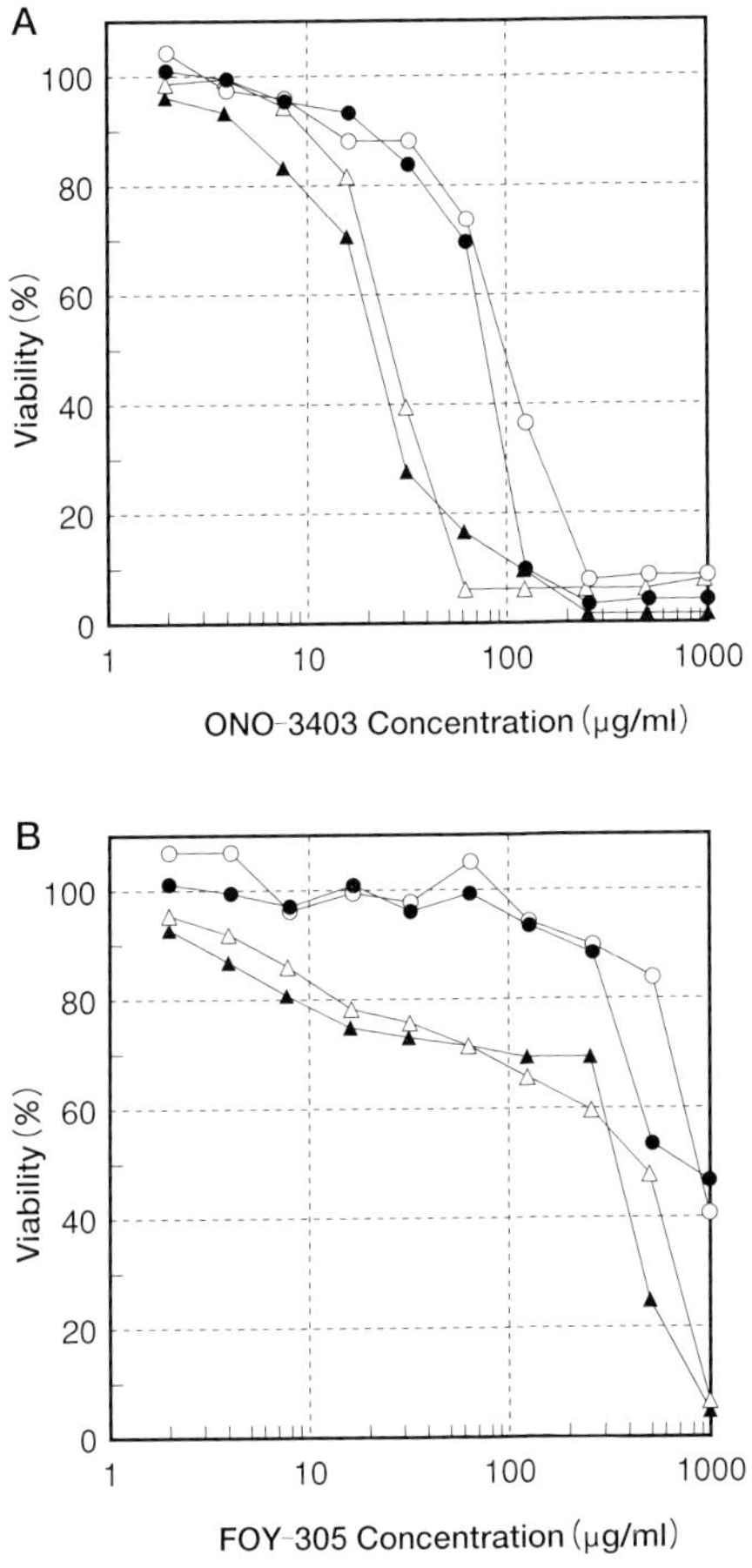


Fig. 1. Growth-innhibitory actibities of ONO-3403 and FOY-305 toward human neuroblastoma cell lines. Cells were treated for 3 days with the test compounds and the relative cell viability was measured by MTT assay. Theabscissa and ordinate represent the concentrations of ONO-3403 (A), and FOY-305 (B) and the absorbance of the formazan, respectively. The cells examined were NBL-S (○), SH-SY5Y (●), NB1 (△) and CHP901 (▲).

Table 1

$IC_{50}$ values of ONO-3403 and FOY-305 toward cell growth of human neuroblastoma cell lines

| Cell line | $IC_{50}$ (μg/ml) [a] | | N-*myc* [b] | 1p deletion [c] |
|---|---|---|---|---|
| | ONO-3403 | FOY-305 | | |
| NBL-S | 90 | 850 | 1 | |
| SH-SY5Y | 80 | 700 | 1 | − |
| LA-N-6 | 70 | 650 | 1 | − |
| SK-N-DZ | 70 | 600 | > 100 | |
| SK-N-AS | 65 | > 1000 | 1 | |
| TGW | 60 | 600 | > 100 | |
| RTBM1 | 55 | 650 | > 100 | |
| SK-N-BE | 50 | 250 | 100 | + |
| GAMB | 45 | 360 | 150 | + |
| CHP134 | 35 | 220 | 100 | + |
| NB1 | 25 | 400 | > 100 | |
| IMR32 | 24 | 250 | 25 | + |
| CHP901 | 22 | 320 | 150 | |

[a] Calculated from the results of MTT assay.
[b] Copy number of the N-*myc* gene.
[c] Deletion in chromosome 1p. −, absence of deletion; +, presence of deletion.

ONO-3403とFOY-305の培養ヒト各種神経芽細胞腫に対する細胞増殖抑制効果ONO-3403がFOY-305の10分の1の濃度で抑制効果を示す。また、その中でも第1番染色体の短腕が欠失している（＋印）細胞株がこれらのセリン系プロテアーゼインヒビターに感受性が高いことが窺われる。

Cancer Letters 126 (1998) 221-225

インやナポレオンと比較してみせたりするものだから、風貌がシラノ・ド・ベルジュラックに似ていることも手伝ってか、ブーイングがやまなかった。

今回の症例報告といい、私が十五年ほど前に頭頸部腫瘍摘出後の再建手術の習得を兼ねてドイツの病院に勤務していた時の体験や国際学会の折りに各国の大学病院を見学してきた経験も併せて、まだ世界的にも外科医が手術技術だけにたよっている傾向を目の当たりにして寒気をおぼえた。

一方、吉田氏のほうはセッションが終わって、個人的質問者に取り巻かれ大忙しである。やっとおたがいに挨拶ができた。名刺には、

「名古屋大学大学院医学系研究科、脳神経外科教授、付属病院遺伝子・再生医療センター、脳卒中管理センター長、東海医療情報ネットワークコンソーシアム会長」

とある。

奇遇にも私は名古屋大学医学部で助教授をつとめていたこともあり、在職中はおたがい多忙で科もちがうことから口を交わすこともなかったが、おのずと親近感をおぼえた。カモスタットの後続のポストカモスタットが小児に多い神経芽細胞腫の増殖を劇的に抑えたことをがんの国際誌Cancer Letters（1998）にのせた別冊をもちあわせていたので渡すと、吉田氏は喜び、

「うちは研究設備がそろっていますので、なにか良いアイデアがありましたら共同研究しましょう」

と好意的である。ラウンジでしばらくコーヒーをのみながら歓談したが、

「きのう着いたばかりなもんですから疲れました」といって間もなく部屋にひきあげた。

# 新抗がん剤

C会場では「新抗がん剤」のセッションがある。カルシウムイオンや鉱物のセレニウム（セレン）あるいはビタミンB群に制がん（がん細胞増殖阻害）作用がなどの発表がつづく。私はかつて、ビタミンの研究でノーベル賞候補であった名古屋大学医学部生化学教室の故八木国夫教授の研究室に出入りしていた際、ビタミン$B_2$（リボフラビン）がマウス皮膚の化学発がんを抑制したことを、がんの国際雑誌ＧＡＮＮ（現 Cancer Science73, 1982）に発表したことがある。このときビタミン$B_2$は発がん物質の過酸化脂質を分解し、フリーラジカルを消去するように働いたためであるとした。しかるにビタミンやカルシウムやセレニウムなどは脂質代謝過程におけるアラキドン酸代謝を抑制したり抗酸化作用により発がんは阻害しうるが、それらが制がん（腫瘍の退縮）的に作用するとの見解にはやや無理があるのではないかと私は思ってみる。もっともビタミンB群配合体の大量投与はがん患者のリンパ球反応に対して賦活効果を認め、全身の免疫機能を亢進して制がん性を発揮しうるとの考えには文献的にも理があると思った。

ところでビタミンＡの誘導体であるレチノイン酸（ＡＴＲＡ all-trans retinoic acid）が白血病の治療に用いられるようになってからすでに久しい。レチノイン酸は急性前骨髄性白血病細胞の分化を促進して制がん性を発揮する。

すでに世界各国の病院でこのＡＴＲＡが経口投与されて、平均八〇～九〇パーセントの寛解率が得られており、従来の細胞毒性抗がん剤による治療法に比べて明らかに好成績であるばかりか、副作用が少ないことが確認されている。

日本では、このがん分化誘導療法の先駆的研究者が、元埼玉県立がんセンター研究所長の穂積本男博士である。氏はこの研究期間、昭和大学医学部血液内科の客員教授も併任して、がん分化療法の確立と臨床応用の発展に貢献した。

今回ドイツのマインツ大学毒性研からレチノイン酸がヒト大腸がん細胞の細胞接着性を高めて、浸潤や転移を抑制するようにはたらくという成績の報告があったことは、意義あるあたらしい知見であった。

私は日ごろ、白血球が数ミリメートル動くのに何カロリー必要かを計算した科学者がいることに感動しているのだが、それならばキラーT細胞やナチュラルキラー細胞を活性化する免疫賦活療法に、なぜ臨床家はTCAサイクル（有酸素下エネルギー産生回路）の主役をになうコハク酸脱水素酵素の補酵素であるビタミン$B_1$（チアミン）を併用しないのかといつもじれったく感じているのである。ビタミン$B_1$は化学療法、放射線療法、外科手術後の消耗した体力の回復にいちばん有効であることを知らない医師はいないはずなのに……いや実際にはビタミンの知識のある医師は極めて少ない。

ほかにも鉄欠乏性貧血（プラマー・ヴィンソン症候群）の患者群で、鉄分とビタミン$B_{12}$、葉酸（ビタミン$B_{12}$）、ビタミン$B_6$を摂取させたとき大腸がんや気管支上皮発がんの危険性を三十〜四十パーセントも減少させたという報告もあるくらいに、がんの予防と治療にはビタミンの補給が大切であるとの研究がまったく遅ればせながら再燃してきた。

またこのセッションでアスピリンの抗腫瘍効果が、トルコのアナドル大学薬理科学研究センターのコルクマズ博士から報告された。低濃度のアスピリンが細胞内小器官ライゾゾームから放出される炎症性ケミカルメディエーター（化学伝達物質）の活性を阻害することで、とくに直腸がん並びに非小細胞肺がん細胞の増殖を抑制するというものであった。

すでにアスピリンの抗腫瘍効果に関する研究は無数にある。さらに消炎剤インドメタシン（薬品名インダシン、ボルタレン）の抗腫瘍効果の論文も無数にある。インドメタシンにはライゾゾームの膜の保護作用があることが知られている。すなわち細胞内ライゾゾーム膜がやぶれて（破壊されて）内部の無数の炎症性物質（発がんの場合はそれらがプロモーターになる）が放出しないよう、予防的に作用しているわけである。

さらに炎症を抑える副腎皮質ホルモンが動物の発がんを抑えるという論文も多数ある。

ところで脂質代謝の段階で、炎症性化学物質の産生に関与するCOX2という酵素検出が乳がん、胃がん、大腸がん、メラノーマ（悪性黒色腫）その他の腫瘍マーカーとして用いられているが、逆にCOX2の阻害剤がロイコトリエンの産生を抑えて消炎剤として使用されるようになり、はたまたCOX2阻害剤が分子標的制がん治療剤として前臨床試験の途上にある。これとて服用者に心機能不全の副作用が指摘されている。

最近ナノテクノロジー（超微細加工技術）の発展で、医療面ではナノテク素材「フラーレン」に抗がん剤を入れて、副作用がなくがん細胞だけをたたこうという試みがなされつつあり、いろいろな分野でこのナノテクが「二十一世紀の産業革命」とよばれている。「ナノ」は十億分の一。

さらに診断技術として金ナノ粒子をがん細胞の特異抗体である抗上皮増殖因子受容体（EGFR）抗体に結合させることにより、がんの検出が極めて容易になったというカリフォルニア大学サンフランシスコ校医療センターからの報告もみられる。

一方、このナノ粒子の一種フラーレンが魚や小動物を用いた実験で脳での蓄積による脳細胞の損傷や、吸引による肺損傷などが確認されていることにも製薬会社は厳重に注意を払わなければならない。

しかし腫瘍が大きな進行がんでは、腫瘍の中心部では血管を欠くことが多く、残った腫瘍を取り除く必要から絞りこまれてくるとはいえ、外科手術が後退することはありえない。あくまで化学療法を優先するのであれば腫瘍の中心部壊死周辺の血管が来ないことによる低酸素状態でも生きているがん細胞までたたけるように、副作用がなく長期に使えるカモスタットこそが妥当であろうと、私は意を強くする。

なお新鮮さに劣るが酵素COX2の高リスク乳がんでの特異的検出については、この学会でハンガリー、ペーチ大学公衆衛生疫学部のナダシ博士の報告があった。東欧圏の演題はソ連（現ロシア）から解放されてまだ十余年経済的にも困窮しているせいか研究内容が先進国のそれと比較して数年以上おくれている観がある。しかし、ノーベル賞の数はハンガリーは日本と比べ物にならないくらい多い。それゆえ今後の急成長がうかがわれる。

このように、抗炎症剤に抗腫瘍効果があるということで、いかに悪性腫瘍の発現や増幅した転移能の獲得に炎症が関与しているかがわかるであろう。

COX2と発がんの関係は学会会期中、ポーランド、ワルシャワのウロクロウ医科大学臨床免疫科のバーバラ・スレサク教授からくわしい報告があった。

話はそれるが、アスピリンには消炎、鎮痛作用のほかに血小板凝集抑制作用のあることがわかり、小児用アスピリンが心筋梗塞や脳梗塞の予防剤として、あるいは廉価な長距離飛行などでいわれているエコノミークラス症候群（ロングフライト症候群すなわち循環障害による静脈の欝帯と四肢などの浮腫、あるいはしばしば重篤な肺静脈塞栓症の危険も）の防止にも使われるようになった。

きょうも真面目に傍聴したせいか、夕食は八時をすこし過ぎてしまった。

ヴァイキング方式の食堂では、おなじみのモリーナ、友子女史、ハンネ、在米台湾人のジュデイ、ウオン研究員、ジョング教授、アルゼンチンの女性教授らが例のごとくテーブルを寄せ集めて会食しながら歓談している。

「お義母さまにネズミ島の海岸できれいな石をすこし拾ってきたわ」

ハンネがうれしそうにいう。九星術で相性をしらべて結婚したので、私の母とハンネの仲はすこぶる良い。もちろん自分との仲もそうだ。このことで私は仕事に没頭することができた。

「ところで友子先生、昨夜はあの男から電話はありませんでしたか？」

私が笑いながら聞くと友子氏が笑顔ではずむようにいう。

「おかげさまでたすかりました。ありがとうございました」

「よかったわ」

みな安心したような様子。

食事の途中で三十日土曜日のガラデイナー（晩餐パーテイー）が、前日二十九日の午後八時半に変わったというアナウンスがはいった。

「ああよかった、三十日のあさ出立する予定だったから」

モリーナ女医と韓国のジョング教授がうれしそうに言った。

「学会でこんなに国際的にお友達ができたことがなかったから、このグループで長くおつきあいしましょうよ、どう？」

モリーナ先生の顔がかがやく。

「それはうれしいですね」

ウオン教授から堅苦しい表情は消えている。

「あしたはみんなどうするの？」

友子女史が訊く。

「あしたは午後からコーフ島北部の半日ツアーがあるわ」

ハンネがみずから神様からの贈り物という澄んだみずうみのような大きなひとみを輝かしていう。

「放射線の学会は出なれているけど、国際学会じゃああまりにも勉強することが多くて遊んでなんかいられないわ」

モリーナ先生が真顔でいう。

ウオン教授はちょうどその時間帯に発表があるし、明日はそれぞれに予定があるらしく、ツアー参加は私とハンネだけになりそう。

「あたしアメリカに帰るとすぐに内モンゴルに行くのよ」

二児の母で環境学者のジュディ理博は世界中を飛び回って、発がんと環境の関係を調査しているという。

ごく最近、中央アジアの乾燥化が進みゴビ砂漠と中国北部で発生する黄砂が、中国最大の工業都市重慶で排出される石炭、石油の化学分解産物と結合して北京、韓国を経て日本にも偏西風に乗って運ばれてくるという不気味な報道がながれている。

「うらやましいわねえ、そのお金ぜんぶ国からでるんでしょう」

モリーナ先生がうらやましそう。

ハンネは中国を二度旅行したことがあるので、アメリカ国籍だが中国人のジュデイとはすぐになかよしになってしまう。

アルゼンチンの年配のおちついた女性教授をのぞいて、モリーナ、友子女史、ジュデイ理博とハンネは童心にかえったようにおおはしゃぎ。

「女性はいつでも活発ですな」

笑みをうかべ、なまりの無い英語でウオン教授。私は、まだ大きな責任のない立場にいる人たちはうらやましいよと思いつつ、どうしても名前がおぼえられないニコリともしないアルゼンチンの女性教授をながめやった。

中央のテーブルに吉田教授の顔がみられた。どうやら夫人同伴のようなので、私はハンネをつれて挨拶に行く。

「あらあ、あたしも日本にきて最初に生活したのが名古屋なのでなつかしいわあ」

こうしてハンネはすぐに吉田夫人と親しくなってしまう。

「せっかく家内を連れてきたんですけど、もうあさって日本にかえってしまうので、先生この島でどこか観るところがあるでしょうか?」

「あら奥様残念でしたわねえ、もう一日早ければきのう一日のツアーがあったばかりでしたのよ。でもあした半日のツアーがありますからご一緒しませんか、主人も一緒ですから」

ハンネが明るくいうと吉田夫妻もうれしそう。

テーブルのグループは各国の脳神経外科医だという。外科でも最も難解な領域の精鋭たちだが、みな一様に晩餐では相好をくずしている。

私が吉田氏の隣の例のシラノ・ド・ベルジュラック氏を思わせるイタリア人に目をやると吉田氏が気づいて、長らくよく知っている仲間だと紹介される。

軽く会釈して席にもどる、

「ねえねえ、この島じゃモーターボートで洞窟見物ができるのよ、土曜日の午後なんかどうかしら」

モリーナ先生がおおげさなジェスチャーで話しかける。

「わたし行くわ、ハンネさんもいかが？」

と、友子先生。

「もちろんご一緒するつもりよ」

「ねえ先生もいかが？」

友子女史が促す。

「あたし子供のときから一度モーターボートに乗ってみたかったの。あなたはどうする」ハンネもすっかりその気、
私が決めかねていると、

「先生ぜひ行きましょうよ」

友子女史の口調がやや押し付けがましい。

「わたしもいくわ」

とうに五十はこえているらしいがジュディ女史の顔が娘っ子のような表情に変わる。

ほかの三人の教授たちは、三十日の早朝の飛行機で帰国するという。

「だれか男性がひとりついてってくださらなくちゃ、先生おねがい」

わかく容姿端麗の友子女医に懇願されると私も嫌とはいえない。三時半からでもいいというので私もOKする。

# コーフ島北方半日ツアー

翌朝私は頭痛と喉の痛みで目をさます。例の扁桃腺が中程度に赤い。きょう一日スケジュールがあることで持参のイソジンを濃い目にしてうがいし、解熱消炎鎮痛剤であるボルタレン（インダシンに同じ）五十ミリグラムの坐剤をつかう。さらに旅の疲れのせいだろうと思ってビタミン$B_1$一錠百ミリグラムを三錠服用する。四、五十分後にハンネが目をさますころには頭痛や喉のいたみも軽減したので、妻にはなにもいわなかった。

「きょうの午前中はどうするの？」

「大丈夫、心配しないで。午後のツアーまでのあいだホテルの前のビーチで日光浴しながら、ドイツ語に翻訳されたホメロスの本でギリシャの歴史でも勉強するわ」

「でもきみは白人だからあまり長い間直射日光にあたらないほうがいいよ。アメリカのレーガン元大統領のように三回も鼻のまわりの皮膚がん（遠隔転移の比較的すくない基底細胞がんであることが多い）の手術をうけたことを忘れないようにね」

私の三度目の渡独は西ドイツ、ブレーメン市立病院で、ゲッチンゲン大学医学部の単位取得制の研修病院を兼ねていた。二千床のベッド数は日本の大学病院の二倍の規模で、内科や外科は二百、三百床を占め、私の勤務する口腔・顎・顔面・頸部外科も差額ベッドをふくめると七十床を数え、地域の拠点病院として、おのずとがん患者の数も多かった。

科長のオットー・クリーンス教授は形成手術による腫瘍摘出後の再建術に長けた人であった。また、週末には決まって自宅に食事に誘ってくれる、私にはドイツの兄のような存在であった。

しかし、外科的手法一辺倒だったので、私は手術手技の指導には感謝しながらも、がんの治療方針にはいつも批判的だった。

地域の中核病院として患者は遠方から頻繁にヘリコプターで搬送されてきた。毎日十余時間の手術と、当直があたると夜間の点滴と術後患者の管理（しばしばがんの末期患者の緊急気管切開を含む）に加えて、時速無制限のアウトバーンで生命が残っているのが不思議なほどの凄惨な外傷患者が頻繁に搬送され、そちらの処置もあり、当直の日は夜中一睡もできないどころか白衣が脱げず、週末には朽木のごとく寝込むありさまであった。

そこでの一年はまるで激しい戦場に狩り出された軍医にでもなったかのような疲労困憊の毎日で、帰国してから十年もの間その情景が悪夢となって睡眠を妨げた。

その折メラニン色素のたりない白人たちにいかに皮膚がんの多いことかが印象づけられた。

「わかった、できるだけ日陰をさがすわ」


軽い朝食を共にして私はA会場にいそいだ。八時半からの第一演者、オーストラリア、クイーンスランド大学がん生物学科上皮病理グループのサンダー博士の講演が目当てだ。上皮あるいは皮膚に限定した病理学科なるものが存在していること自体におどろいたことと、頭頸部には組織学的に扁平上皮がんの発現頻度が圧倒的に多く、私の研究も扁平上皮がんを主体とした実験病理と臨床なのでおのずと関心がたかまる。ちなみにオーストラリアでは年間十四万人もの皮膚がん患者が出ることが知られている。

講演の主旨は細胞内のＥ２Ｆたんぱく質のうち、Ｅ２Ｆ１たんぱくが扁平上皮がん細胞でも細胞周期のG1期からS期（DNA合成期）への移行を調節して細胞の増殖や分化に関与していることを確認したので、このE2F1蛋白を阻害すればがん細胞の分化（たとえば成熟化、扁平上皮がんの場合はケラチンたんぱくの増量）を助長しうるのではないか、それによってがん細胞の分裂を未然に防いで制がん治療に供するであろうというものであった。

この研究と同時進行してE2F1蛋白をターゲットにした阻害化合物を合成して創薬が製造され、前臨床段階に躍り出てくる日が近いことをが感知された。これもターゲットを狙い撃ちする分子標的治療である。

セッションのあとで私は個人的にサンダー博士との討論を望んだ。カモスタットも細胞周期でDNA合成前にG1期からS期への移行を阻害して細胞毒性としてではなく細胞の分化を促進するという共通の概念があるので、サンダー博士は、持参した論文の別冊を謹呈すると共鳴した。作用機序は似ているが、サンダー氏の理論ではとても進行がんには適用できないだろうと私は踏んだ。

午後一番のモルナール教授の多剤耐性抗がん剤の改善に関する講演を聞き終わり、ポルトガル、リスボン大学薬学部のマリア・ジョゼ・ウンベリーノ・フェレイラ女性教授もふくめて将来の共同研究についてのあらましを協議した後、急いで私はホテルの前に着けられた観光バスにとびこんだ。朝方の扁桃腺炎の不快感は消えていた。

すでにハンネと吉田教授夫妻が乗り込んでいる。バスガイドは先日とおなじエーゲ海ブルーの瞳をした小柄な若い娘。

「ヤーサス（こんにちは）」

とお愛想のあいさつをするとおなじ言葉で明るい声が返ってくる。

「まあまあ、あなた」

ハンネがあきれ顔。

「でもウィンクはおくらなかったよ」

いくつかの小さな町を通りぬけると、一気に急勾配の坂道を登る。登りきると標高九百六メートルのコーフ島では一番高いパンドクラトール山の頂きに着く。バスをおりると小さな修道院である。一三四七年に建立され、現在は博物館になっており、かつての修道院での生活様式が克明に描かれた沢山の絵画が展示されている。

中庭にはいく匹かの犬と猫が平和そうにたむろしている。一昨日、コーフ市街でも見かけたが、やたらに犬が放し飼いになっていた。かれらは人なつっこく一度も吠えているのを見かけなかった。犬や猫の表情がギリシャ人同様きわめておだやかなのに私は気づき、気候がおだやかだからだろうと思ってみた。ギリシャ人は話し振りはすこしけたたましいが、表情がやや東洋人的でおだやかで親密感がある。

庭の至るところにモーニング・グローリー（あさがお）が咲き乱れ旅愁をさそう。

ここは気温が地上より摂氏五度くらいも低く、海からの涼しい風が吹き上げてくる。片隅にワインを製造したと思われる小さな工房がのこっている。

修道院の中ほどにちいさな礼拝堂があり、沢山のイコン（聖画像）が壁にかけられている。

庭からはオリーブ畑が山の下までひろがっている。ガイドの話ではここコルフ島だけで四百万本ものオリーブの木があり、十一月に収穫されると言う。

そこからかなたの切り立った断崖の上に小さな修道院がみえる。女人禁制のギリシャ正教の寺院であるそうな。

山の中腹は自然保護区になっていて、数百種類の鳥が保護されているという。

山を下りながらベラビスタ（ビューポイント）に着くと露天の喫茶店があり、ハンネと私はコーヒーとアップルパイを注文する。私は人物写真にはすこし自信があるので、吉田氏夫妻をニコンのマニュアルで撮影させてもらう。この一枚はのちに非常によろこばれることになる。

バスでさらに下ると、こじんまりした村落に出る。幾頭かの山羊のなかに生まれて間もない真っ白なまるで妖精のような子山羊がいて、かよわくメエーと鳴くと乗客の目が一様に細くなる。長閑なひとときである。

運転手は村落のせまい道を家々の壁を傷つけないように進み、無事に村落をぬけきると、乗客からいっせいに賞賛の歓声があがる。

山をおりきるとカシオピというこじんまりんまりした漁港兼休暇村があり、海のむこうにアルバニアの山々がのぞまれた。おおきなレストランでギリシャの典型的な魚料理を試食する。ひとくち味見をするとハンネが、「うわあ、まずい」と顔をしかめる。ちょっと慣れない口当たりなのでが給仕にきくと、サメの小さいのだという。

ハンネはフォークを置いた。かわりに注文したナスとトマトの上にワイン入りホワイトソースをかけた軽食が、ハンネには気に入ったようだ。

二人とも口直しにチーズケーキにコーヒーを注文した。

海岸線に沿ってやや起伏の多い道を進むとバスがストップした。ガイドの話ではここは海を越えてアルバニアまでいちばん近いところで、対岸まではわずか二・五キロメートルしかないという。十余年前の旧ソ連支配時代までアルバニア人は船を使うことが禁じられ、ここギリシャの自由圏を目前にしながら監視がきびしく逃避行も不可能だったという。さらにちょうどこの対岸はアルバニアでも最も貧しい地域だという。

いまでもアルバニア人は隣国ギリシャに出稼ぎに来たいそうだが、ギリシャそのものに仕事がないという。観光立国ギリシャはユーロ切り替え後諸物価が高騰したうえ、金持ち国ドイツもユーロ切り替えで年金もふくめて個人収入が減少し、ドイツ人の多くが海外旅行を控える向きもあるため、高級保養地での客足が遠のいているらしい。

急に風が強まり空一面が雲におおわれると、アルバニアの山々がいかにも寂寥感をさそう。

美しい海岸を左手に見ながら、バスはコーフ島の市街をぬけ五時にはホテルに着いた。

## 老化とがん——前立腺がんの予防

私が急いでA会場に飛び込むと、「老化とがん　前立腺がんの予防」と題して、米国イリノイ州、パーデユー大学動物科学科のデイビッド・J・ウオーター博士の発表に間に合う。

米国国立がん研究所（NCI）の、六十五歳以上の老人三万二千人を対象に鉱物セレニウム（セレン）とビタミンE服用者の十二年にわたる観察で、前立腺がんの発生が予防できたデータをまず紹介し、老齢犬をもちいた実験でその裏づけを実証し、セレニウムやビタミンEは抗酸化物として細胞のDNA損傷を防ぎ、発がんの予防に役立っているのだろうとの見解をしめし、それらを含んだ食事療法の必要を唱えた。

追加になるが、活性酸素のうち　$O_2^-$（スーパーオキサイド）にはある種のがん遺伝子を誘導する作用があることがたしかめられており、さらに過酸化脂質が老化と発がんに強く関与し、ビタミンEは過酸化脂質の生成を防止し、ビタミンB₂はできあがった過酸化脂質を分解してフリーラジカルによる侵襲をふせぐことは広く知られるところだが、これらのビタミンが発がんを予防するだけでなく、コレステロールや過酸化脂質フリーラジカルによって血管内皮細胞が傷つけられて誘発される動脈硬化の予防にも役だっているという報告は、すでに枚挙にいとまがない。

夕食には友子先生、モリーナ女医たちに加えて、スウェーデンのウメア大学腫瘍生物学部のウルフ・ステンダール教授と愛娘エレンが同席している。教授は六十をすこし越えたくらい。

「エレンは十歳ですって」

ハンネのドイツ語に私が驚いた顔をすると、

「モリーナのはなしでは二度目の奥さんの子供ですって」

今度は日本語。またまたモリーナ女史がなにか嗅ぎつけたようだ。

長身の教授はかわいくてたまらないといわんばかりにおおきな目でなめまわすように愛娘の一挙手一投足を観察している。おおきな濃緑色の目、スカンジナビア人特有の真っ白い肌、うつくしい金髪、ほっそりとした四肢、あどけない表情がまさに妖精そのもののようで、私は女神たちと妖精を前にして、ギリシャ神話の材料が全部そろったような気がする。

「学校ではもう英語を習っているの？」

と聞くと、

「はい、英語を習っています」

エレンはとつとつとした英語で答える。

ハンネがキーホルダーから日本の鈴をはずしてあげるとエレンは大喜び。十歳とはいえスカンジナビアの妖精は目をうたがうばかりに優美である。

私が紙切れにエレンの横顔のスケッチと鉄腕アトムとヒゲ親父のイラストを描いてあげると、もう意気投合してしまう。

「あの男からけさ早くまた電話があったわ」

友子氏がゆううつそうに英語でいうと、

「あの男、ドイツ国籍の東欧人で今はトルコに住んでいるんですって」

モリーナが全部調べつくしている。

「あつかましいわよねえ、あたし明日から部屋をかえるわ」

「お役にたちませんでごめんなさい、喧嘩でも売られれば怒鳴りつけてやるところなのですが、なにせ相手がへらへらとのれんに腕押しでねえ。場所も場所ですから・・・」

私が口ごもる。

「全く失礼しちゃうわ、先生のおかげで日中は付け回されなくなったんですけど。今夜は無理でしたけど明日は空き室がありそうですから」

途中から日本語にかわったのでみな狐につままれたような表情。

ステンダール教授は二度ほど日本に来たことがあるそうで、日本の歴史的文化と多岐にわたる美しい自然に感動していると語った。

「エレンもドクターとハンネが気に入ったようですので、あしたのガラディナーはご一緒させていただいてもよろしいですかな」

「ぜひ」

自分に子供でもできたかのように私は喜んだ。

「とても楽しいひとときでした、子供が寝る時間ですのでお先に失礼します」

「ウオン教授、きょう午後の先生のご講演きけなくて失礼しました」

かわりに私は、がんの浸潤と転移のオーソリティーである富山医科薬科大学和漢薬研究所病態生化学の済木育夫教授（現所長）と共同でおこなった「マトリゲルをもちいたカモスタットによるヒトＨＴ―１０８０線維肉腫細胞の浸潤抑制効果」の論文 Anticancer Research18, 1998　図表三枚）の別冊を渡すと、

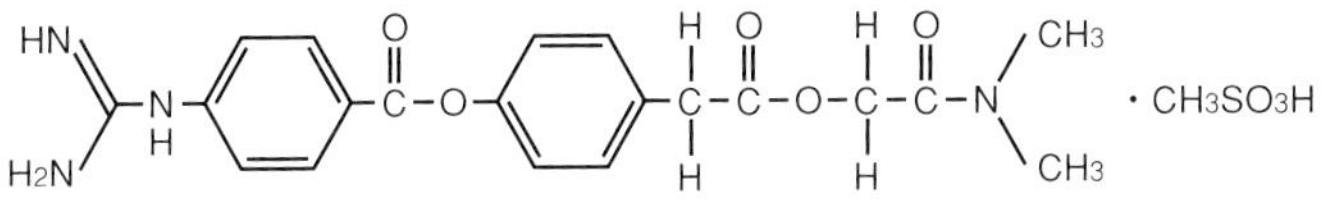

FOY-305（M. W. 494.5）

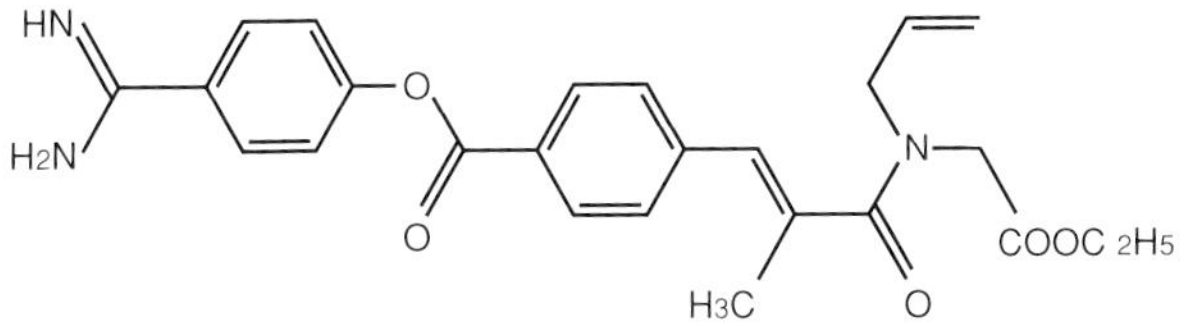

ONO-3403（M. W. 545.6）

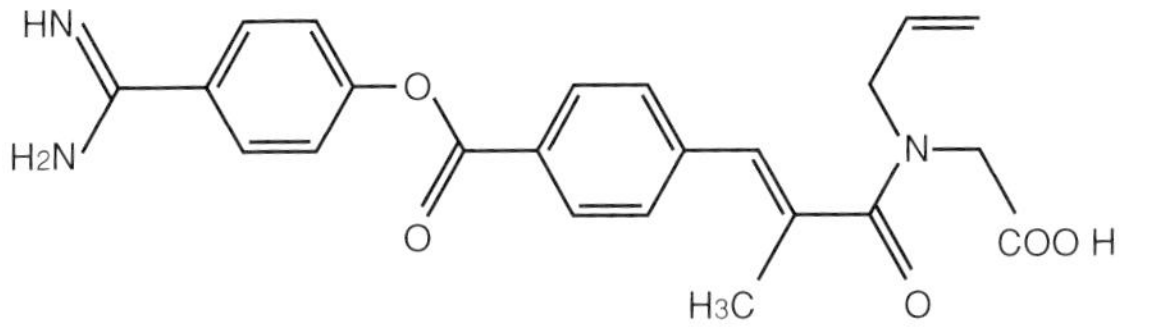

ONO-FO-349-01（M. W. 517.6）

Figure 1. Chemical structures of FOY-305, ONO-3403 and FO-349.

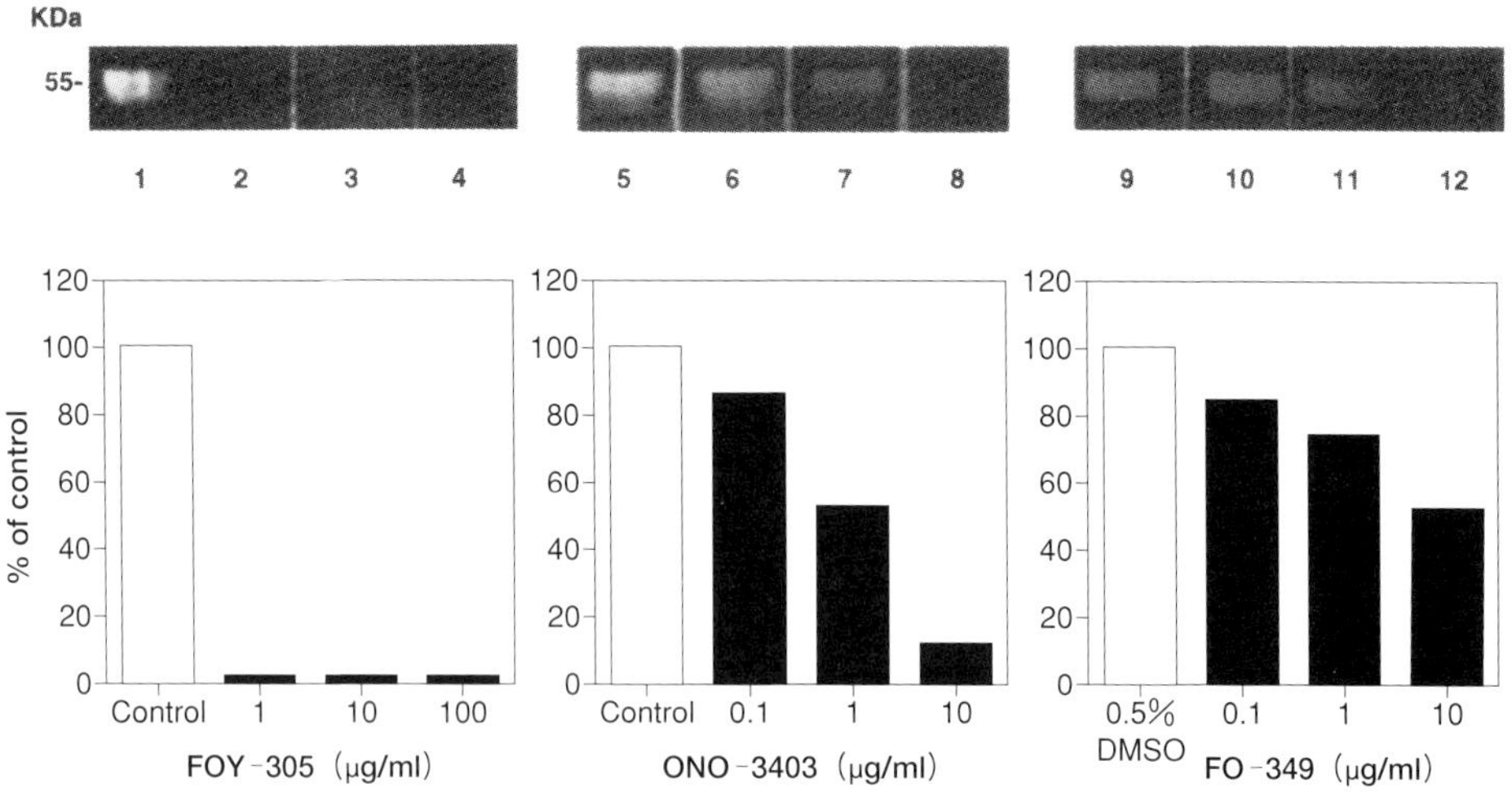


がん細胞の浸潤ひいては転移とウロキナーゼ型プラスミノゲンアクチベーターのフィブリンの溶解能とは相関があり、逆にセリンプロテアーゼインヒビターFOY-305、ONO-3403、ONO-FO-439はtumor condition（培養HT-1080：ヒト線維肉腫細胞）下、フィブリンの溶解を阻害した。ところで、ONO-3403、FO-346の方が抗セリンプロテアーゼ能が強いにも拘わらず、FOY-305のフィブリン溶解能が最大であった。

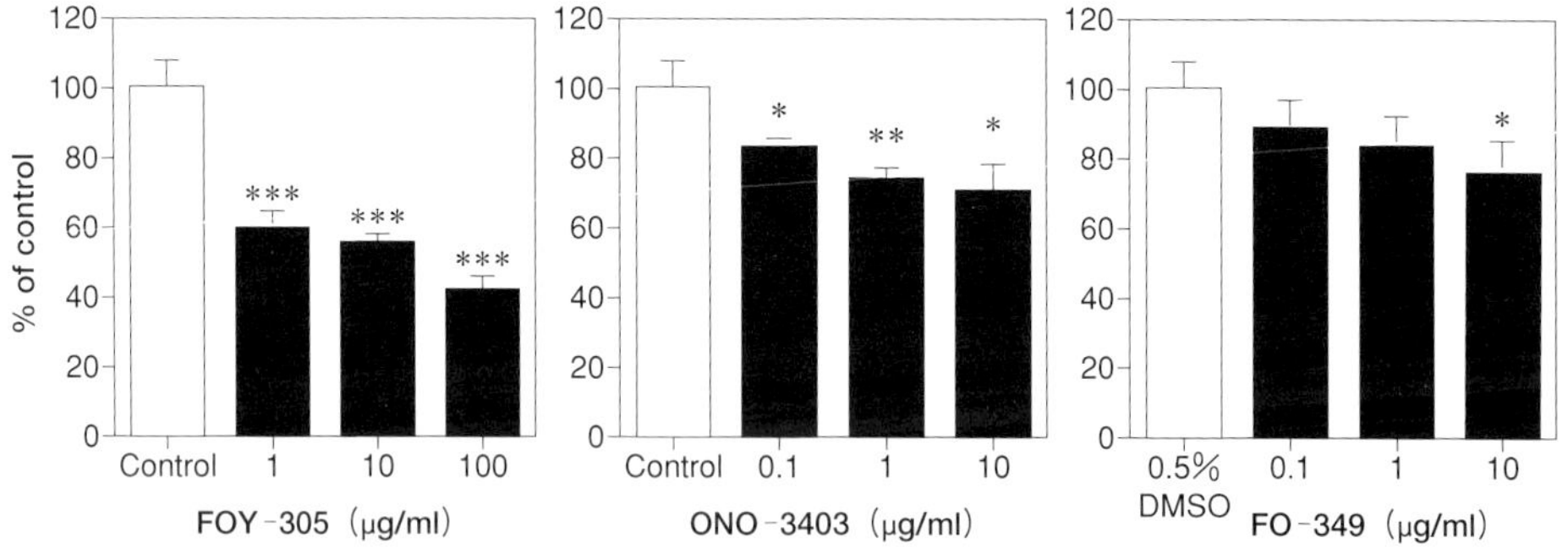


フィブロネクチンでコーティングしたマトリゲル中へのHT-1080細胞の浸潤を調べると、やはりFOY-305の浸潤阻害効果が最大であった。このような点からも、FOY-305（Foypan®）は、がん細胞増殖静止作用の外に前述のLewis肺がんの転移抑制の機序が説明できそうだ。すなわち、がん細胞の局所での増殖、浸潤に引き続く転移の全ての過程をほとんど細胞毒性なしに、FOY-305は総括的に阻害していることが窺える。

ANTICANCER RESEARCH 18：4259-4266, 1998

「ありがとう、コンピューターで検索しそこなったらしい」と言ってうれしそうにうなずく。

吉田教授夫妻は各国の脳神経外科医に囲まれて、涼風のくるベランダで会食している。脳腫瘍の研究、治療ではすでに国際的な存在のようす。

「明朝早い飛行機ですのでこの場で失礼します。名古屋においでの際は奥様ご同伴でぜひお立ち寄りください」

夫婦ともにジェントルマンとレディーである。再会を期して別れをつげる。

「ハンネ、あしたはきみはどんな予定？」

「どうぞご心配なく、バスで町に出てお土産を買ったあと海岸を散歩して、モリーナに頼まれているから、ついでにホテルの前のモーターボート屋さんに、あさって土曜日の午後の洞窟見物の予約をとってくるわ」

「友子先生、がんばってね、今晩は変な電話がないといいですね、みなさん明日ガラディナーでお会いしましょう」

# プロテアーゼインヒビターと従来の抗がん剤との相乗効果

金曜日、私は自分ではまだ深くは踏み込んでいない、がんの遺伝子発現の発表が集中してあるので、朝八時半にはA会場の最前列に席をとった。

ちなみに突然変異能をもつRas（ラットに肉腫― Sarcomaをつくる）がん遺伝子はヒトのがんでもっとも多く見い出されており、とくに膵がん、大腸がん、白血病、皮膚がんなどにRasがん遺伝子の突然変異がみられることが知られている。大腸がんをモデルにとるなら正常な大腸の腺細胞が癌腫とよばれるまでには何回かの染色体の欠損や遺伝子の突然変異、DNAの修飾が必要であり、さらに悪性度の高い転位能を獲得（プログレッション）するには別の染色体の欠損が必要である。すなわち遺伝子レベルでも発がんの多段階説が確立している。

ところで遺伝子で変異した細胞がほかの因子（プロモーター）によってかたちのあるがん腫になることがある。たとえば乳がんでは、エストロゲンが発がんのプロモーターとなる。

このようにこのがん遺伝子が活性化されると遺伝子産物としてp21プロテイン（たんぱく）が産生される。一方、染色体十七遺伝子欠損ではP53が産生され、このたんぱくを産生する遺伝子は正常細胞ががん化しないように抑制的に作用するので、このp53たんぱくを産生する遺伝子は一般的にがん抑制遺伝子とよばれている。

そのほか、乳がん、肺がんのがん遺伝子はmyc、神経芽細胞腫ではNmycなどそれぞれに発がん遺伝子が異なり、対応するがん抑制遺伝子も異なる。

そしてがん遺伝子だけが活性化され、がん抑制遺伝子が欠損するか不活性化されると、発がんという現象がおこると考えられている。

さらに臨床では、たとえばがん遺伝子産物のたんぱく質p53の免疫組織化学的および分子細胞学的方法による検出によってこれに関連したがん遺伝子によるいくつかのがんの生体内での診断の補助に使われたり、治療方針を決めたりするのに役立つことがある。ところで生検材料や手術的に摘出した腫瘍には、しばしば異なる遺伝子変化が同時に見られることがあるため、術後の化学療法の選択にはこのへんを見逃さないようにしたい。

オーストリア、ウイーン大学病態生理学のヴォルフガング・ブロチェク博士は、免疫調節サイトカインIL-6（インターロイキン6）やIL-1βのメッセンジャーRNAとIL-6たんぱくの発現およびPDGF（血小板由来成長因子）発現遺伝子の過剰調節が未分化大腸がんで検索されるので、これらの高いレベルががん細胞の増殖を促進するだけでなく、がんのプログレッション（転移能の獲得）の初期に影響している可能性を示唆した。この研究もまた発がん、がんの増殖、転移能の獲得（さらなる悪性化）に炎症がおおきく関与していることの証明である。

ところでカモスタットが単独で抗腫瘍性を発揮するには高濃度を要するが、細胞毒のある5—FU、カンプトテシン、ピラルビシンを始めとする従来の制がん剤と併用すると相乗効果があるだけではなく、両者の投与量を減らして副作用も軽減し得ることを、私は日和佐博士との共同研究で確認した（International Journal of Oncology 9, 1996）。（図表）

この研究は海外で多くの臨床家の賛同を得た。

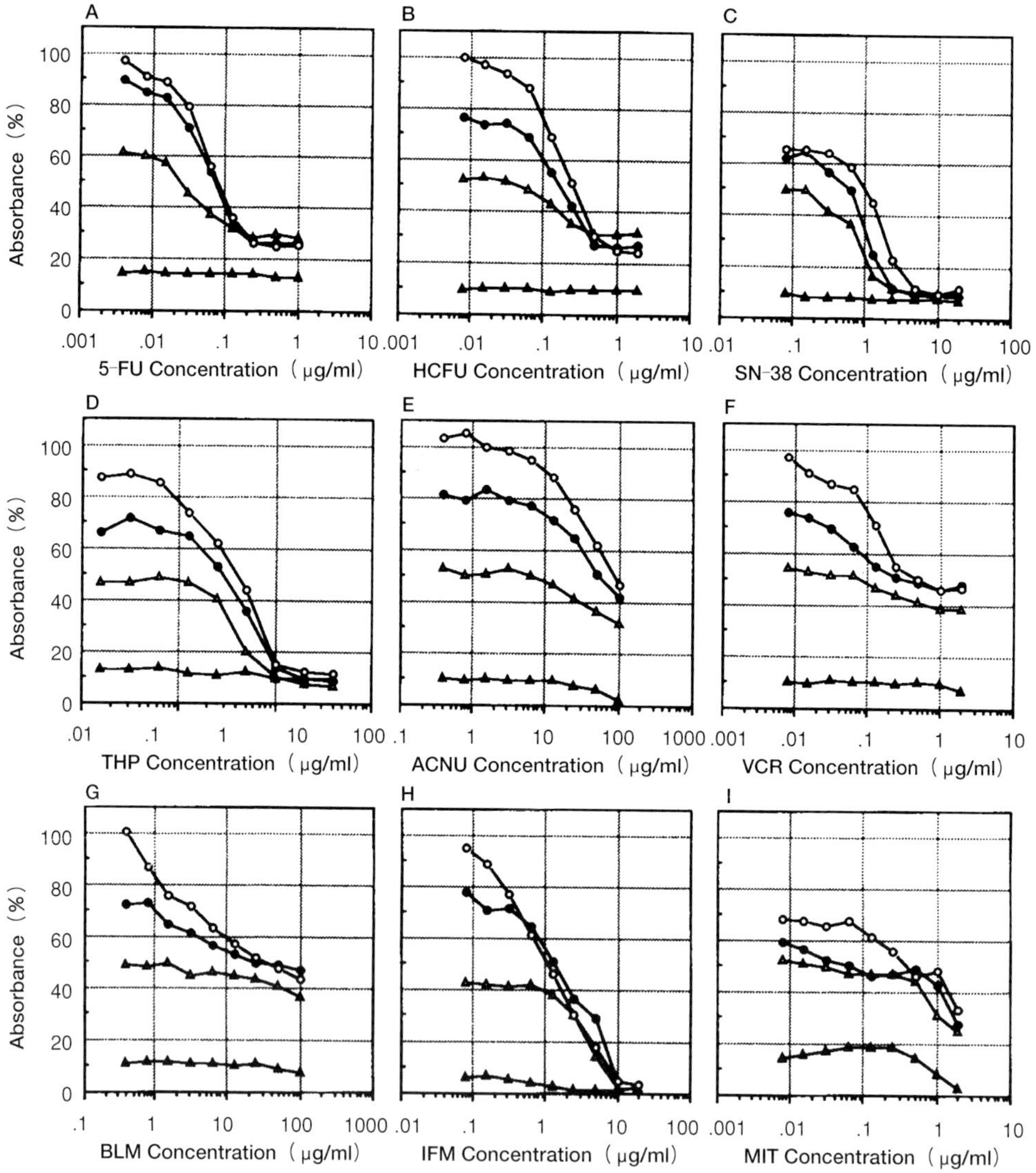


Synergistic growth-inhibitory activity of FOY-305 and traditional anticancer drugs. FOY-305 and anticancer drugs were diluted stepwise to two different directions in a 96-well plate. Ha-ras-NIH cells were placed in each well and cultured for 3 days. The relative number of viable cells were measured by MTT assay and the absorbance was expressed as the percentage of control. The abscissa and ordinate represent the concentration of anticancer drugs and the absorbance of cells cultured in the presence of 0 (○), 0.5 (●), 1.0 (△) and 2.0 mg/ml (▲) of FOY-305, respectively.

セリン系プロテアーゼインヒビターFOY-305と従来の抗がん剤併用による相乗効果。
フルオロウラシル系抗がん剤との相乗効果が一番大きく、イフォスファミドやマイトマイシンとの併用では相乗効果は見られなかった。併用による相乗効果は従来の抗がん剤の投与量を減量して副作用を軽減させ、その長期使用を可能にすることが示唆される。

INTERNATIONAL JOURNAL OF ONCOLOGY 9：517-520, 1996

あわせてカモスタットのアナログでやはりトリプシンの阻害剤であるポストカモスタットが特にRasがん遺伝子で形質変換したNIH3T3線維芽細胞の増殖を低濃度で抑制し、さらに染色体が強度に増幅された悪性度が高いヒト神経芽細胞腫の細胞増殖をカモスタットの十分の一の濃度で抑制したことを、それぞれ国際誌Anticancer Research16, 1996. Cancer Letters 126, 1998で紹介した。（図表グラフ）

なお、ポストカモスタットであるONO-3403はカモスタットと比べててトリプシンに対して五倍、プラスミンに対して九倍、血漿および膵カリクレインに対して約二倍、トロンビンに対しては八倍の阻害効果を呈し、培養細胞の増殖をカモスタットの約十分の一の低濃度で阻害するが、エラスターゼ、キモトリプシンあるいはカテプシンGは阻害しない。（図表）

さらにこのポストカモスタットがRasがん遺伝子変異線維芽細胞の増殖阻害するメカニズムは、どうやらこの化合物がシステインプロテアーゼの阻害剤であるカルパインの活性を高めてEGFR（上皮成長因子受容体）および、PDGFR（血小板由来成長因子）のダウンレギュレーションを招くことによりRasがん遺伝子変異線維芽細胞の増殖を阻害したことをInternational Journal of Oncology（2002）で報告した。（図表、写真）

それに先立ち医局員の奥田　理医博の献身的な手助けで、自家発生皮膚固形がん（扁平上皮がん）さえもポストカモスタットによって注射投与でも強制食餌投与（内服）でも、腫瘍の著しい退縮と十分な延命効果が得られたことをAnticancer Research21, 2001. 同、22, 2002）で発表し、同薬の前臨床治験への可能性を示唆した。（図表、写真）

細胞周期で見ると、カモスタットは高濃度でもG1からS期（DNA合成期）への移行を遅延させて細胞増殖静止作用を提示するのに対し、ポストカモスタットは五十パーセント増殖阻害の濃度をすこし

Table IA. *In Vitro Inhibition[a] of proteolytic enzymes by benzamidine, derlvallves 2a and 3a and guanldlnobenzoale la, b[b].*

| Enzyme | $IC_{50}$ ($\mu$M) | | | |
|---|---|---|---|---|
| | 1a | 1b | 2a | 3a |
| Trypsin | 0.0506±0.00152 | 0.055±0.0031 | 0.00413±0.000224 | 0.0112±0.00068 |
| Thrombin | 31.6±1.62 | 107.5±1.71 | 35±3.6 | 3.66±0.118 |
| Pancrealic kallikrein | 34.1±3.06 | >100 | >100 | 15.7±0.69 |
| Plasma kallikrein | 1.48±0.110 | 2.32±0.061 | 0.0965±0.00185 | 0.19±0.065 |
| Chymotrypsin | >100 | >100 | >100 | >100 |
| Cathepsin G | >100 | >100 | >100 | >100 |
| Sputum elastase | >100 | >100 | >100 | >100 |
| Pancreatic elastase | >100 | >100 | >100 | >100 |

*[a]Conceniralion required to inhibit enzymatic clesvage of the chromogenic substrates by 50%. The following compounds were used as the synthetic substrates of each protease: Boc-Phe-Ser-Arg-AMC for trypsin; H-D-Phe-Pip-Arg-pNA for thrombin; H-D Val-Leu-Arg-pNA for pancreatic kallikrein, H-D-Phe-Pip-Arg-pNA for plasma - kallikrein; kallikrein, for plasmin; Suc-Ala-Ala-Pro-Phe-pNA for chymotrypsin; MeO-Suc-Ala-Ala-Pro-Met-pNA for cathepsin G; MeO-Suc-Ala-Ala-Pro-Val-pNA for sputum leastase; Suc-Ala-Ala-Ala-AMC for pancreatic elastase (AMC=7-arnino-4-methylcoumarin, pNA=p-nitroaniline). The assay was carried out according to ref 13.*
*All $IC_{50}$ values were expressed as means±SEM (n=4). [b]All compounds discussed here wore characlerlzed by $^1H$ and $^{13}C$ NMR and IR mass spectrometry, elemental analysis, or high-resolution mass spectrometry.*

Senouchi K et al. J Med Chem 38 : 2521-2523, 1995

Table IB. *$IC_{50}$ values of ONO−3403 and FOY−305 toward proteases.*

| | $IC_{50}$ ($\mu$M) | |
|---|---|---|
| Compound | ONO-3403 | FOY-305 |
| Trypsin | 0.011 | 0.051 |
| Thrombin | 3.7 | 32 |
| Pancreatic Kallikrein | 16 | 34 |
| Plasma Kallikrein | 0.19 | 1.5 |
| Plasmin | 0.89 | 2.7 |

Table 1
$IC_{50}$ values of ONO−3403, FO−349, and FOY−305 toward cell growth of human neuroblastoma cell lines

| Cell line | $IC_{50}$ ($\mu$g/ml)[a] | | | N-*myc*[b] | 1p deletion[c] |
|---|---|---|---|---|---|
| | ONO-3403 | FO-349 | FOY-305 | | |
| NBL-S | 90 | 400 | 850 | 1 | |
| SH-SY5Y | 80 | 420 | 700 | 1 | − |
| LA-N-6 | 70 | 400 | 650 | 1 | − |
| SK-N-DZ | 70 | 400 | 600 | >100 | |
| SK-N-AS | 65 | 600 | >1000 | 1 | |
| TGW | 60 | 150 | 600 | >100 | |
| RTBM1 | 55 | 700 | 650 | >100 | |
| SK-N-BE | 50 | 90 | 250 | 100 | + |
| GAMB | 45 | 400 | 360 | 150 | + |
| CHP134 | 35 | 310 | 220 | 100 | + |
| NB1 | 25 | 280 | 400 | >100 | |
| IMR32 | 24 | 210 | 250 | 25 | + |
| CHP901 | 22 | 110 | 320 | 150 | |

[a]Calculated from the results of MTT assay.
[b]Copy number of the N-*myc* gene.
[c]Deletion in chromosome 1p. −, absence of deletion; +, presence of deletion.

ONO-3403は、染色体が強度に増幅された悪性度が高いヒト神経芽細胞腫細胞株の増殖をカモスタットメシレート（FOY-305）の10分の1の濃度で抑制した。

Cancer Letters 126（1998）221-225

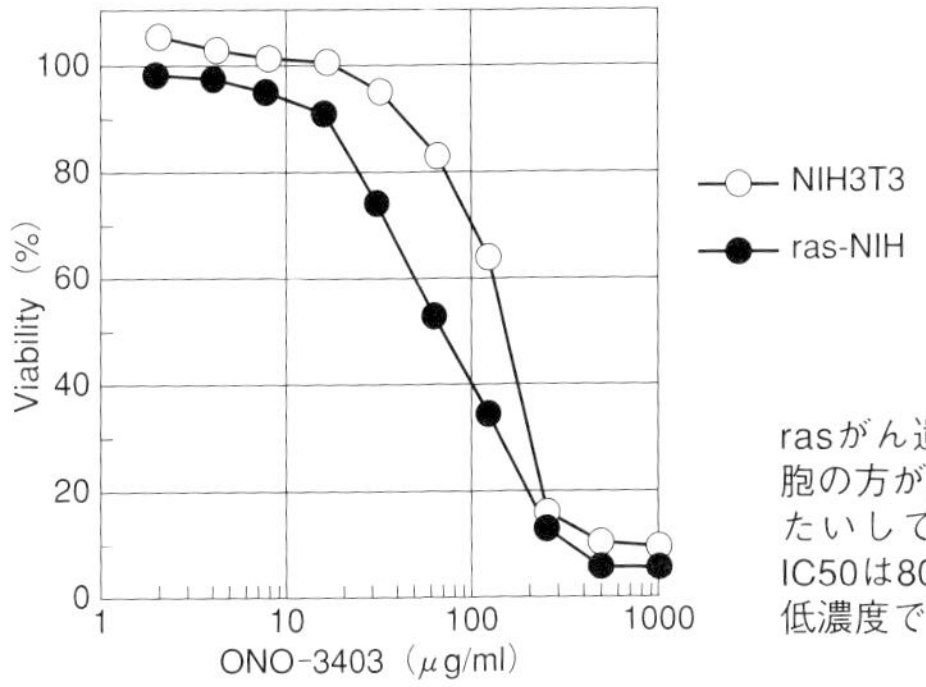


rasがん遺伝子で形質変換したNIH3T3線維芽細胞の方がparent NIH3T3細胞よりもONO-3403にたいして増殖阻害感受性が高く、さらにそのIC50は80 μg/mlでFOY305のほぼ10分の1という低濃度である。

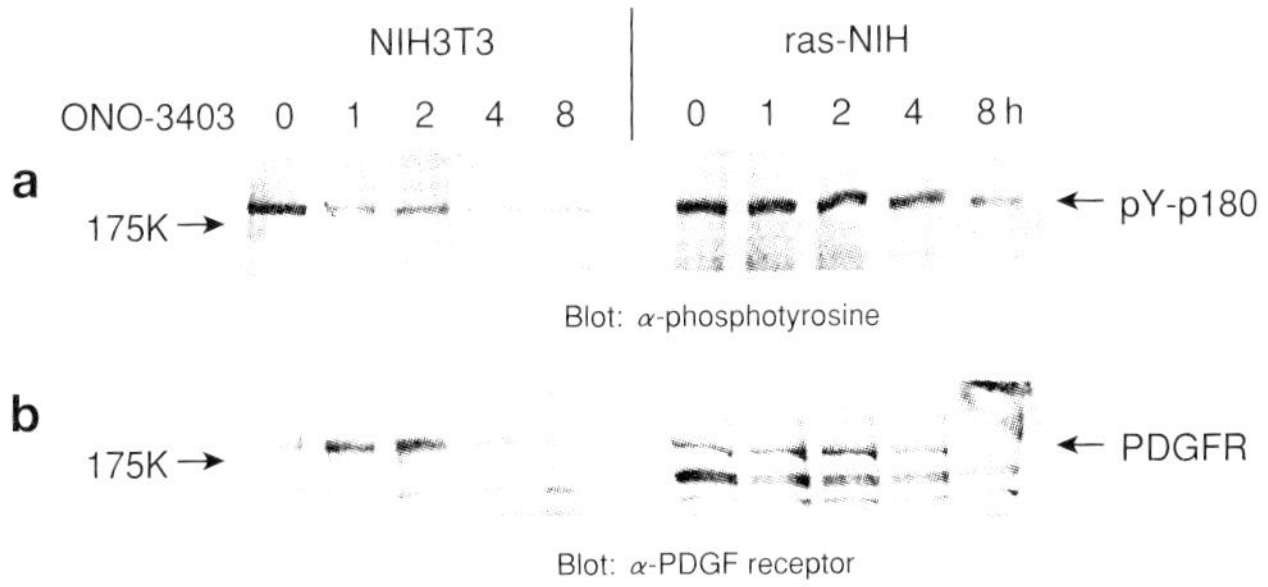


Western blot analysis of tyrosine phosphorylation and PDGF receptor in NIH3T3 and ras-NIH cells after treatment with ONO-3403. NIH3T3 and ras-NIH cells were treated with ONO-3403 at 100 μg/ml for 1, 2, 4 and 8 h. Cell extracts were analyzed by Western blotting using anti-phosphotyrosine (a) or anti-PDGF-receptor antibody (b). Arrows on the right indicate the positions of a phosphotyrosine-containing 180-kDa protein (pY-p180) and PDGF receptor (PDGFR).

ウェスタンブロット解析では、NIH3T3およびras-NIH3T3細胞をONO-3403で処理したとき、時間とともに両細胞でPDGFR（血小板由来成長因子受容体）のレベルの減少（ダウンレギュレーション）が観察される。

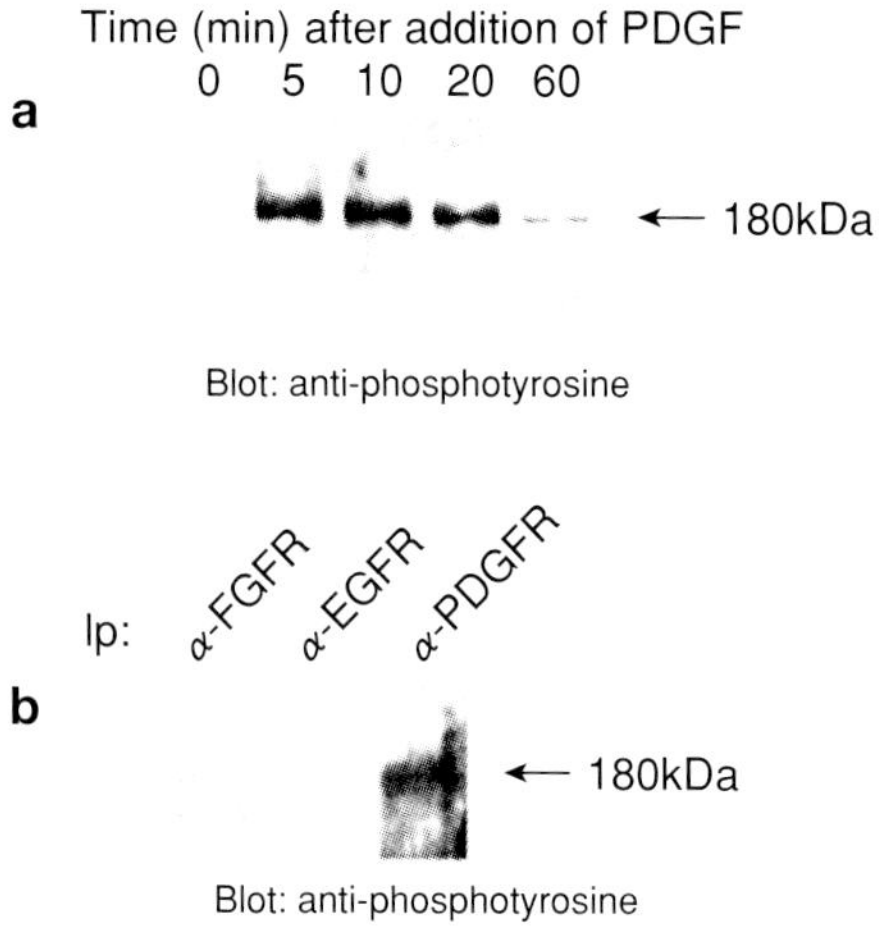


Western blot analysis of tyrosine phosphoylation of PDGF receptor. (a), NIH3T3 cells were cultured for 48 h in the presence of 0.2% serum, and then treated with PDGF at a concentration of 5 ng/ml for 5, 10, 20 and 60 min. Cell extracts were analyzed by Western blotting using anti-phosphotyrosine. (b), Extracts of ras-NIH cells were immunoprecipitated (Ip) with anti-PDGF-receptor, anti-EGF-receptor or anti-FGF-receptor antibody and the precipitates were probed with anti-phosphotyrosine antibody. Arrows in both a and b indicate the position of 180 kDa.

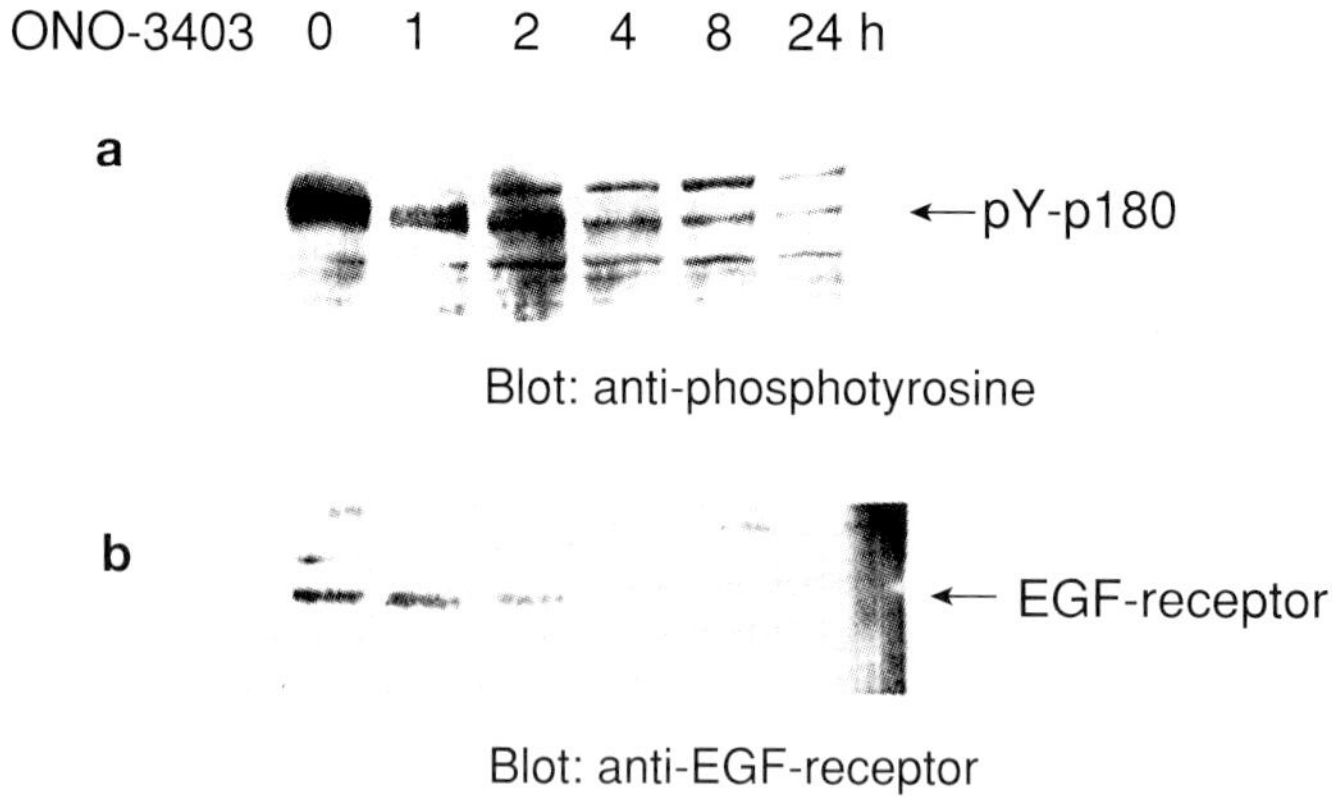


Western blot analysis of tyrosine phosphorylation and EGF receptor in T.Tn human esophageal carcinoma cells. T.Tn cells were treated with ONO-3403 at 100 μg/ml for 1, 2, 4, 8 and 24 h. Cell extracts were analyzed by Western blotting using anti-phosphotyrosine (a) or anti-EGF-receptor antibody (b). Arrows on the right indicate the positions of a phosphotyrosine-containing 180-kDa protein (pY-p180) and EGF receptor.

ウェスタンブロット解析では、培養ヒト食道がん細胞T.Tn. をONO-3403の100μg/mlで処理したとき、時間とともにEGFR（上皮成長因子受容体）の減少（ダウンレギュレーション）が観察された。

International Journal of Oncology 20: 797-802, 2002

Structures and characteristics of FOY-305 and ONO-3403

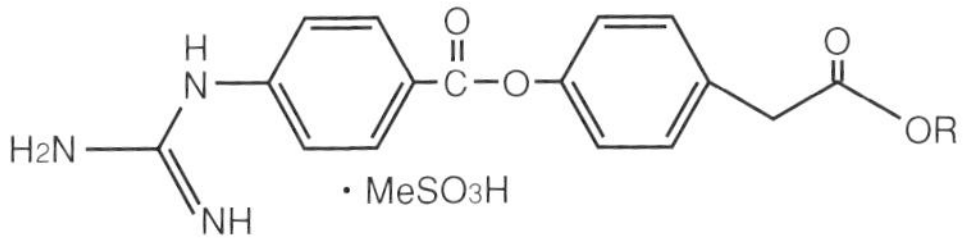


FOY-305
Potent synthetic trypsin inhibitor
($IC_{50}=5\times10^{-8}$ M)

1a : R=$CH_3CONMe_2$ (FOY-305)
1b : R=H (FOY-251)

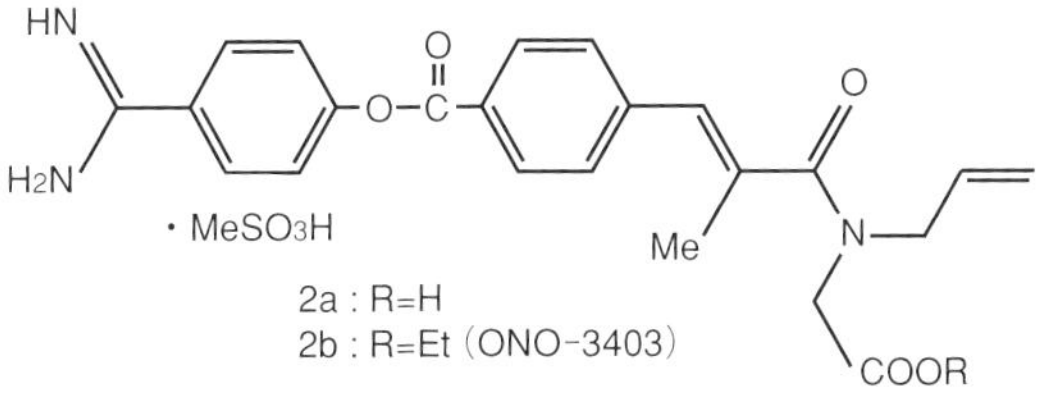


2a : R=H
2b : R=Et (ONO-3403)

ONO-3403
FOY-305 derivative
More potent trypsin inhibitor than FOY-305
($IC_{50}=1\times10^{-8}$ M)

Table II. *Effect of ONO–3403 on the growth suppressive activity of 3-methylcholanthrene induced squamous cell carcinoma in mice.*

| Tumor weight (g) Saline alone group[a] (n=7) | Tumor weight (g) ONO3403 treated group[b] (4mg/kg i.p.) (n-7) | |
|---|---|---|
| 3.83 | 1. | 0.78 |
| 7.61 | 2. | 0.03 |
| 5.91 | 3. | 0.07 |
| 8.32 | 4. | 0.01 |
| 4.54 | 5. | 0.04 |
| 3.22 | 6. | 0.05 |
| 2.93 | 7. | 0.81 |
| 5.19+0.81 | C | 0.26±0.14 |

a : b $p<0.0001$ by Studyent's t-test　　C) mean±SE

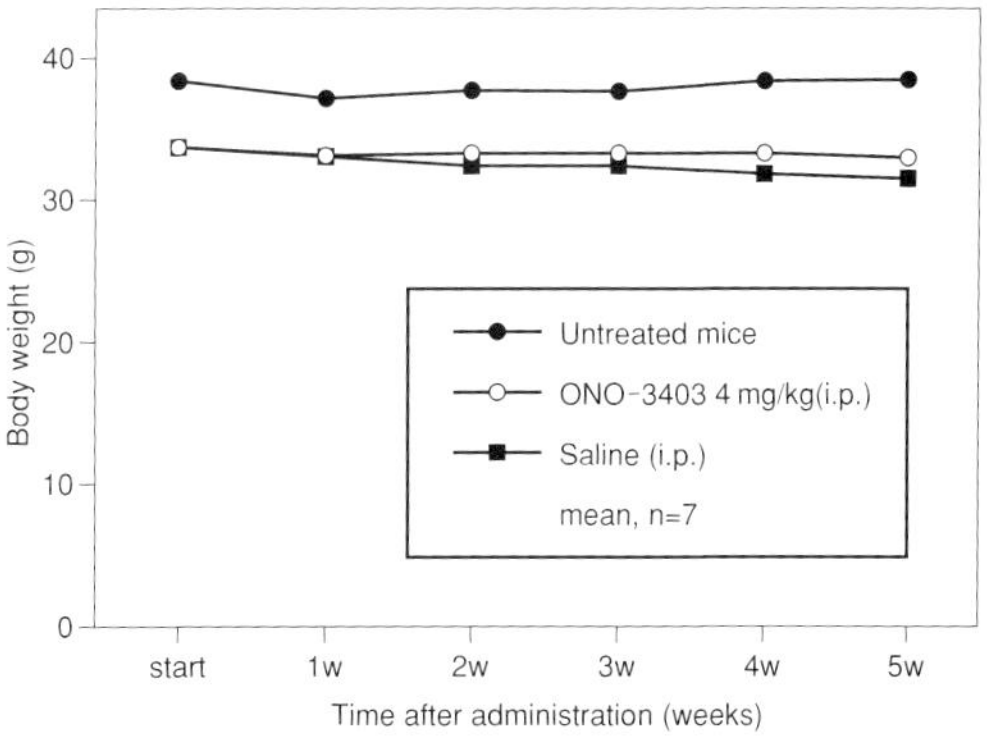


Figure 2. *Time after administration (weeks).*

化学発がん剤3・メチルコラントレン誘発マウス自家発生皮膚がんが直径10mmに発育するのを待ち、ONO-3403の4 mg　kg、1 mlを腹腔内投与したとき、ONO-3403非処置群（コントロール）の腫瘍は迅速に増大し、実験開始5週目に数匹の担がんマウスは腫瘍死した。一方、ONO-3403投与群は日毎に腫瘍は縮小し、5週後には計量不能なほどに退縮した。また、実験期間中、薬剤投与群に担がんマウスの体重の減少は認められない。さらに、この化合物の内服投与においても同様な成績を得た（Anticancer Research 22 : 821-824, 2002. 参照）。

**Anticancer Research 21 : 1803-1808, 2001**

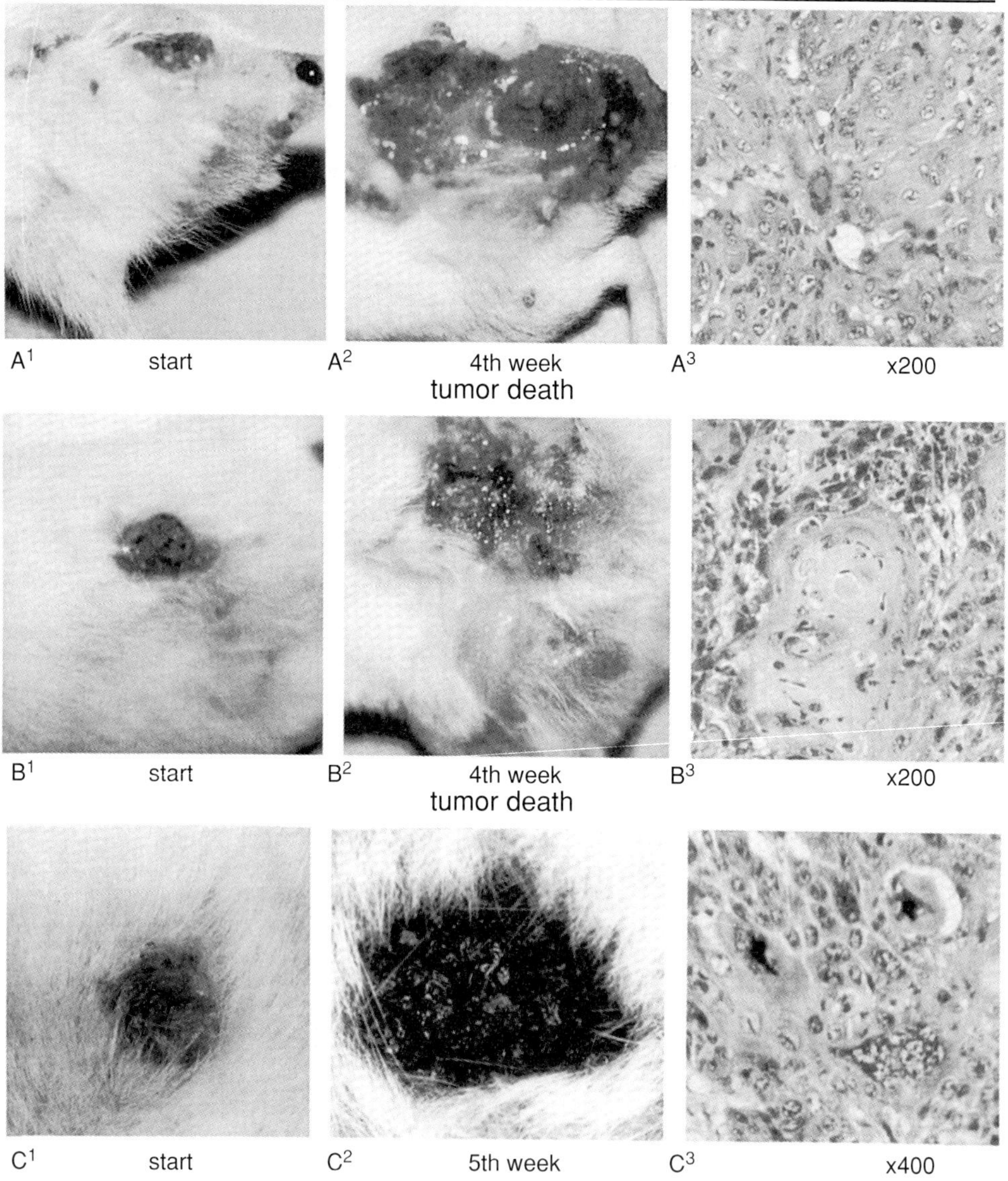


Figure 2. *Control group. Two mice (A, B) bearing large tumors died at 4 weeks after the start of the experimen; histological findings of all control group showed unbridled malignant cells containing numerous mitotic cells invading into the muscle, bone and viscera (C).*
コントロール（ONO-3403 非投与群）では、肉眼的に著しい腫瘍の増大を見る。腫瘍は腹腔内まで浸潤し、内臓への癒着と腹水の貯留を観察する。右端の組織像では、極度な細胞異型を伴う（扁平上皮）がん細胞の野放図な増殖と abnormal mitosis を示す。

Anticancer Research 21 : 1803-1808, 2001

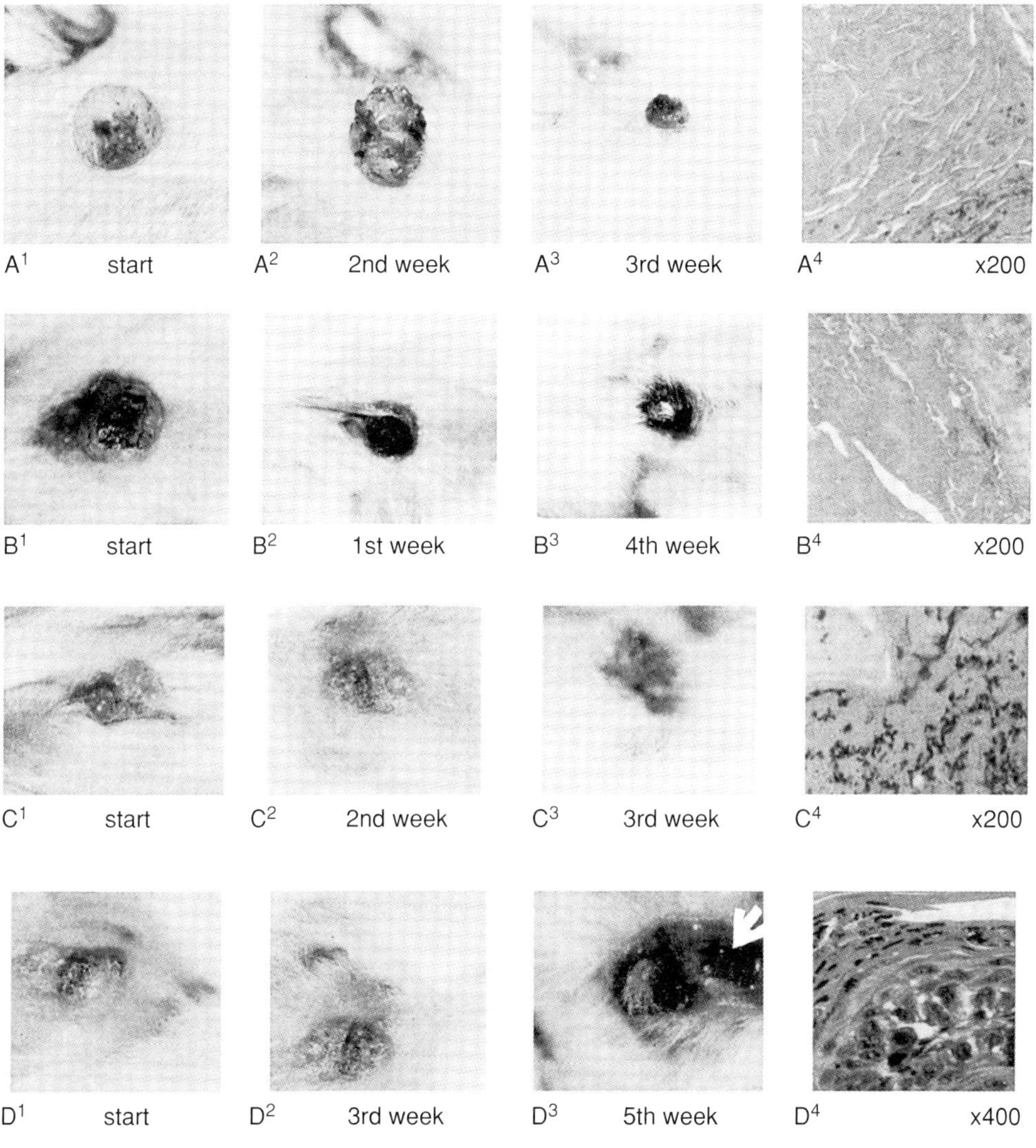


Figure 3. *Experimental group. Tumors were resected at the time when the tumor had disappeared in the ONO–3403 treated group. The tumor area showed histologically complete keratinized necrosis (A, B, C) while in the remaining 4 cases tumors grew slowly, then suddenly began to shrink as shown Figures. All of these tumors possessed hyperkeratosis and the few surviving squamous cancer cells did not undergo mitosis or invasion. The arrow shows sopntaneously omitted region to keratinized necrosis ($D^3$).*

ONO-3403投与群では、肉眼的に著しい腫瘍の退縮が観察される。右端は腫瘍がほぼ消失したと思われる部位の組織像である。全体に腫瘍組織は角化壊死像を示し、わずかな残存腫瘍細胞も強度に変性している。

**ANTICANCER RESEARCH 21: 1803-1808, 2001**

上げると、S期からG2期の移行を阻害してアポトーシス（細胞の自爆死）を招くように働いているらしいことがわかった。（細胞周期図表）

さらに、ONO-3403はFOY-305の約10分の1の濃度でヒト培養膵臓がん、膀胱がん、扁平上皮ガン細胞の増殖を抑制した（Oncology Reports, 4 : 521-523, 1997）

自家発生単発固形がんを作るのには半年を要し、細胞増殖静止作用のある薬物投与にはそれから一日も休めない実験が半年つづくので、当然病院に寝泊りとなる。私は臨床の合間にこんな研究を二十五年もつづけてきた。おのずと人付き合いが悪くなるのも仕方がなかった。ここにいたる試行錯誤の道のりは余りにも長かった。

ほんらい抗トリプシン、抗プラスミン作用はポストカモスタットのほうが数倍も勝るのに、腫瘍の浸潤や転移はカモスタットのほうが勝るという面白い結論をえた。ここに化学あるいは科学の面白さがある。このような例をとっても、それゆえ患者を診療する医師たるもの単なる臨床経験だけではなく、基礎薬理学実験につねに携わっていることがのぞましい。

さてロシアから、染色体3特異的がん抑制遺伝子が細胞周期のG1期とS期を停止して細胞変異や発がんを阻害したり、細胞増殖をも抑制するらしいこと、またそれら抑制遺伝子発現が細胞接着、血管新生、免疫応答にも関連しているらしいという仮説を提供する報告もあった。大国ロシアの最先端の遺伝子研究の今後が期待されるところである。

話は少しそれるが、各細胞周期を標的にした抗がん剤としてはS期の初期に効くものとしてアラC、6MP、5―FUが、またS期の後期に効果があるものとしてはプラチナ製剤、ブレオマイシン、MMCなどの抗がん抗生物質、アルキル化剤、トポイソメラーゼ阻害剤のほかアドリアマイシンやマイトマ

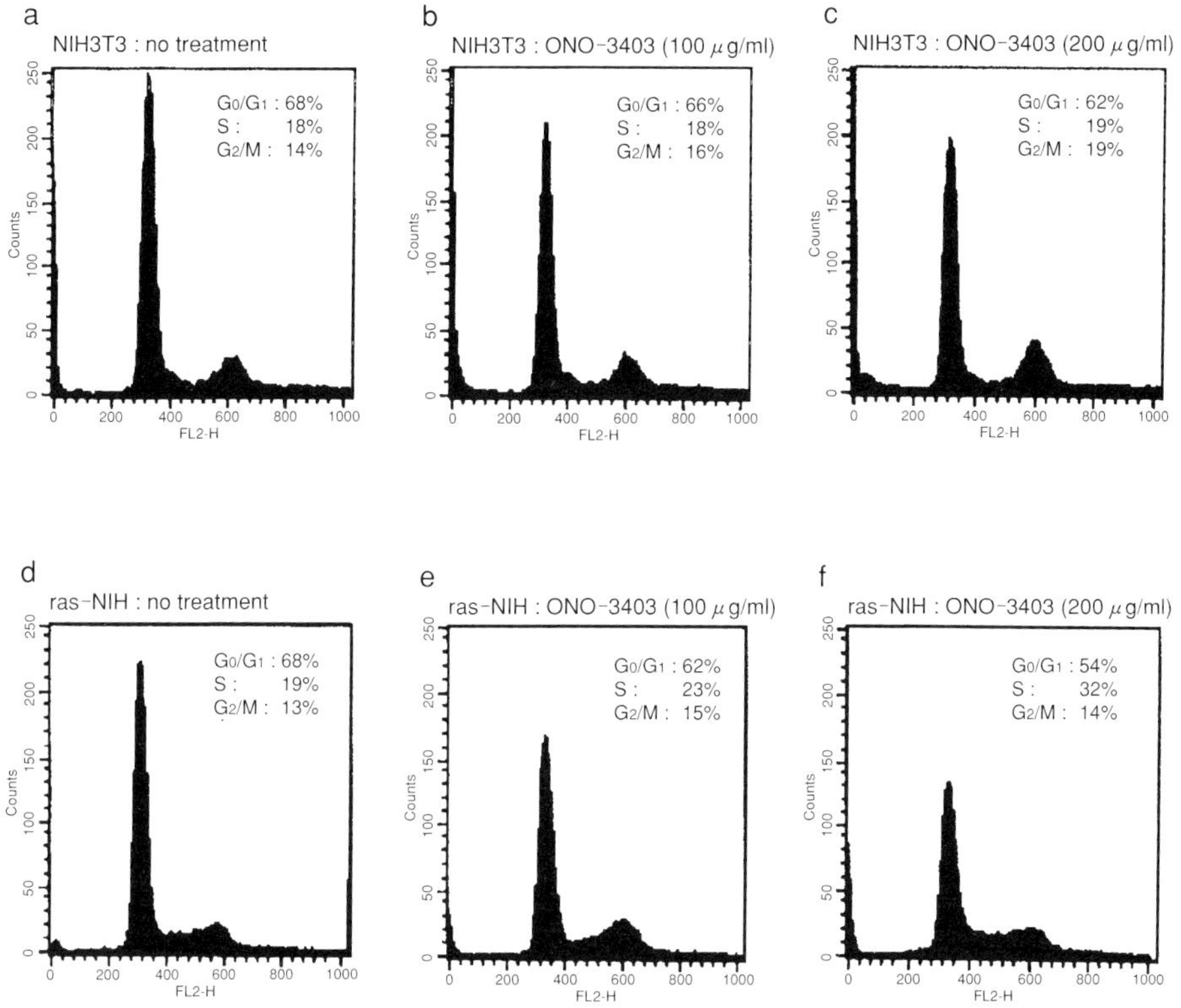


Flow cytometric analysis of propidium iodide-labeled cells after treatment with ONO-3403. NIH3T3 (a-c) and ras-NIH (d-f) cells were untreated (a and d) or treated with ONO-3403 at concentrations of 100 (b and e) and 200 μg/ml (c and f) for 48 h. Each spectrum represents the analysis of 10,000 cells.

FOY-305がNIH-3T3線維芽細胞の細胞周期のG1期からS期への移行を抑制することで細胞増殖を阻害するのに対して、ONO-3403はG1とかG2期という特定の周期で細胞増殖を停止させるのではなく、同細胞およびras-NIH3T3のS期内での細胞周期移行を遅延させることで細胞増殖阻害に作用しているらしい。

セリンプロテアーゼインヒビターの培養ヒトがん細胞に対する増殖阻害効果

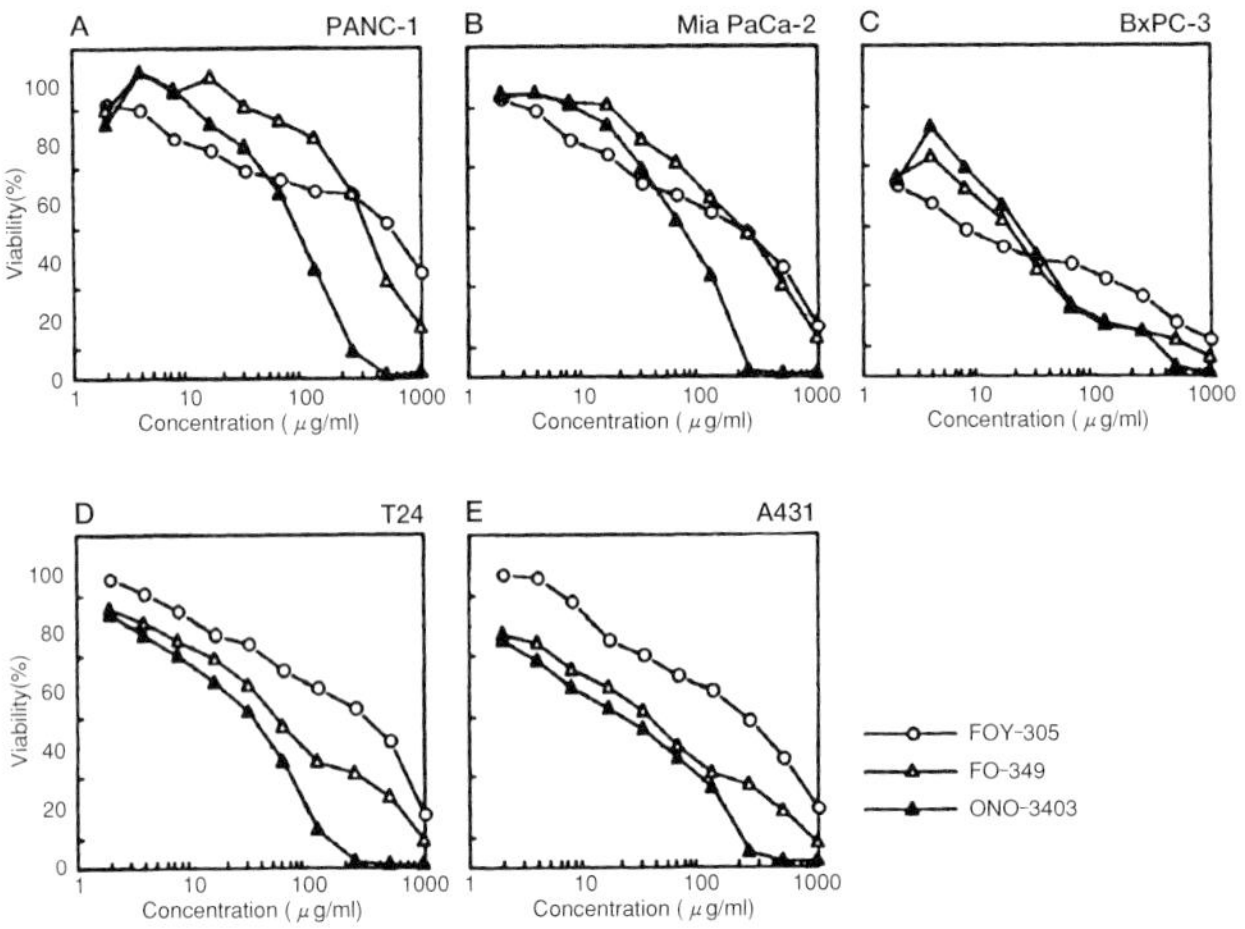


Figure 1. Growth-inhibitory activites of ONO-3403, FO-349 and FOY-305 toward human carcinoma cell lines. Cells were treated for 3 days with the test compounds and the relative cell number was measured by MTT assay. The abscissa and ordinate represent the concentrations of ONO-3403 (▲), Fo-349(△) and FOY-305(○) and the absorbance of the formazan produced by mitochondrial succinic degydrogenase, respectively. Cells examined were PANC-1 (A), Mia PaCa-2(B) and BxPC-3 (C) pancreatic carcinoma, T24 bladder carcinoma (D) and A431 epidermoid carcinoma (E).

Table I. $IC_{50}$ values of ONO-3403, FO-349 and FOY-305 toward cell growth of human carcinomas.

| | $IC_{50}$ (μg/ml) | | |
|---|---|---|---|
| Compound | ONO3403 | FO349 | FOY305 |
| PANC-1 | 80 | 300 | 500 |
| Mia PaCa-2 | 60 | 200 | 200 |
| BxPC-3 | 20 | 15 | 7 |
| T24 | 30 | 50 | 200 |
| A431 | 20 | 30 | 200 |

IC50 values were calculated from the results of Fig. 1.

ヒト培養がん細胞に対するセリン系プロテアーゼの細胞増殖抑制効果
PANC-1、Mia PaCa-2、BxPC-3：膵臓がん細胞
T24：膀胱がん細胞　A431：扁平上皮がん

ONO-3403はFOY-305の6ないし10分の1の濃度でヒト培養がん細胞の増殖阻害効果を認める。ただし、ONO-3403は100μg/ml/Kg以上の濃度では細胞毒性を有する。

**Oncology Reports, 4 : 521-523, 1997**

イシンなどの抗がん抗生物質があげられ、G2期の阻害にはLアスパラギン酸が、M期ブロッカーにはビンクリスチンが適宜使用されている。これらが従来のDNA合成阻害ないし拮抗的細胞毒性抗がん剤のあらましの内訳である。

B会場での「がん治療におけるあたらしい展望」のセッションを聞くために私が別館に小走りに急ぐと、庭園のなかほどでスウェーデン、ストックホルム市カロリンスカ大学病院、消化器病理部門のカルロス・ルビオ教授に呼び止められる。

「よお、少し話しでもしないか」

と誘われて野外レストランに入る。

とうに七十を越えて、腫瘍病理学ではヨーロッパの重鎮とあってか大きな体躯とあいまっていやがうえにも自信と貫禄に圧倒される。

「先生のご講演は拝聴しました。病理切片のすばらしさに感銘しました」

私はお世辞を言ったわけではなかった。若い頃に日本でもドイツでも病理学の修行をしていたときに、病理技師に頼らずに厚さ数ミクロンの単位の組織標本をつくるのに、まいにち十時間以上の切削機との戦いで固まった筋肉をほぐすのに、しばしば按摩さんをたのむこともあった。病理学では一枚の標本がいのちである。

「わたしは今回大腸がんを例にとって、その浸潤のメカニズムをきみの講演のように、がん細胞が白血球由来のたんぱく分解酵素やヘパリナーゼ、ライソゾーム酵素、トリプシン、カテプシン、システインプロテアーゼ、セリン・スレオニンキナーゼAKTなどによって細胞外マトリクスが崩壊するためであろうという既存の知識を借りてきて補助的に説明したわけだが、実際にはわたしは根っからの病理屋だから、今回もがん胞巣の先端が基底膜に食い込んでいる像を提示して、この段階からがんのプログレッション（転移能の獲得）が始まるのだろうことを示唆したわけだ」

一般的にいう病理学者ではなく、臨床病理医の一枚の組織標本にかけた一徹さが胸を射るように感じられた。外科医なり放射線医なるもの、あのような微妙な標本をみずから顕微鏡で読み取れる者だけがより正しい治療方針がたてられるのだと、私は再認識した。ルビオ氏との出会いは、私にはこの学会にきて最高と思えるほどの感銘をあたえた。そしてかの大学病院のレベルの高さが推察された。

ルビオ氏の講演に出たヘパリナーゼは、細胞外マトリックスの構成要素のひとつであるヘパリンを分解してがん細胞の浸潤や転移に関与するプロテアーゼ（たんぱく分解酵素）である。この酵素は東大薬学部博士課程を出て米国テキサス大学（ヒューストン）MDアンダーソンがんセンター、脳神経外科脳腫瘍研究部、中島元夫助教授が発見したものであった。

それとは反対に、私は自家発生皮膚固形がん担がんマウスに連日ヘパリンを注射投与してがん細胞の増殖抑制と細胞の分化促進を観察したうえ担がん体の延命効果を観察し、細胞外マトリクスの健全な維持ががん細胞の増殖、分化ならびに浸潤さらには転移をも調節することを発見し、あわせて中島博士の説を証明することになった。もっともヘパリン単独投与では内臓の内出血をともなうので、ここでもカモスタットの併用でその副作用をふせぐことができた。

この仕事は国際誌 Anticancer Research13, 1993）で発表した。（図表）

その縁で中島氏も勤める米国三大がんセンターのひとつMDアンダーソンがんセンター、腫瘍生物学科と頭頸胸部腫瘍治療部主催のスペシャルセミナーのそれぞれに、日を置いて講演に招待された。

Table I. *Effects of the administration of FOY-305 and heparin on the growth of squamous cell carcinoma in mice.*

| | | Tumor weight (g) (mean±S.D.) | |
|---|---|---|---|
| Saline | (n= 8) | 9.70±2.27 | |
| FOY305 | (n=10) | 2.47±2.45 | P<0.01 |
| Heparin | (n=11) | 3.35±3.41 | 0.01 |
| FOY+Hep. | (n= 8) | 2.20±1.95 | 0.01 |

Table II. *Proportion of cell types.*

| Group | | Differentiation | | |
|---|---|---|---|---|
| | | well | moderately | poorly |
| Saline alone | (n = 8) | 36.25±16.85[a] | 48.75±12.46[e] | 15.00± 9.26 |
| Heparin | (n =11) | 59.02±22.12[b] | 22.73±18.49[f] | 18.18±18.34 |
| FOY305 | (n =10) | 65.00±21.73[c] | 24.00±14.30[g] | 11.00±13.70 |
| FOY+Hep. | (n = 8) | 66.25±23.87[d] | 21.25±13.56[h] | 12.50±13.89 |

Average (%): mean±S.D. by Student's t-test
a : b, a : c, a : d P < e : f, e : g, e : h P < 0.05

マウス自家発生扁平上皮がんに対するFOY-305とヘパリン単独および併用腹腔内投与による制がん効果。

コントロール群（生食水のみ）では９週後の平均腫瘍重量が9.70＋2.27 g（mean＋SD）であるのに対して、FOY-305ならびにヘパリン単独投与群のそれは、それぞれ2.47＋2.45 g、3.35＋3.41 gと、これら薬剤は良好な抗腫瘍効果を示した（p<0.01）。

右表は、腫瘍組織内のがん細胞の分化度別比率を示す。細胞形を３分類する。高分化型（ケラチン化細胞）、中等度分化型（エオジン好染性細胞）、低分化型（ヘマトキシリン好染性細胞）。これらの薬剤の投与によって、高分化型細胞の比率が増加するという成績は、セリンプロテアーゼインヒビターや細胞外マトリックスの成分の一つであるヘパリンの投与が、がん細胞の分化を促進して脱がん化につながるように作用していることを窺わせる。ただし、ヘパリン単独長期投与群では、マウスの消化管に内出血が多々見られた。ところで、ヘパリンとFOY-305併用群ではそのような現象は見られなかった。これは、ヘパリンの大量長期投与がtissue plasminogenの活性を高めて線溶を助長するからである。併用投与では、FOY-305に活性化プラスミン阻害があるため内出血が起こらないと解釈される。

ANTICANCER RESEARCH 13: 963-966, 1993

その縁で中島博士が帰国して東大に戻った後、財団法人微生物化学研究所役員かつ昭和大学薬学部の青柳高明教授、名古屋大学医学部産婦人科の水谷英彦助教授（のちに同大教授）、それに私、大越の四名が世話人の中心になって、一九九五年に「病態と治療におけるプロテアーゼとインヒビター研究会」を発足させた。

この全国ネットの研究会の特色は、理学、医学の基礎研究者が三分の二を占め、残りの臨床医が臨床的アイディアを提供して、一方で先端の基礎研究を教えていただくことを主旨としている。

十一回目を迎えて会員も八百名を超えるほどに発展し、学会への移行を検討しているところである。

「ここの料理はまあまあだけどコーヒーだけが気にいらないね」

とルビオ博士はいたずらっぽく笑った。

「いつかストックホルムにくる用があったら、ぜひ私のところへ寄ってくれたまえ、君の経歴を聞いているとドイツ語が堪能そうだね。われわれの若いころはドイツ語が第一外国語だったけど、読めてももう話すことはできなくなってしまった。わたしの仲間にドイツ語を話す男がいるから紹介するよ」

私がべつにその必要はないと遠慮したのだが、親分肌のルビオ氏によってB会場のそばのコーヒースタンドまでつれていかれた。

まさにヴァイキングの子孫を思わせる大柄なベルンハルト・トリブカイト氏はカロリンスカ大学病院の臨床放射線科の名誉教授で、WHO（世界保健機構）の泌尿器腫瘍センターの副理事長でもある。放射線医であるとともに臨床病理医でもある。単に放射線医として勝ち上がってきた臨床医ではなく、きちんとした病理学が基礎にある。なるほどスウェーデン、なるほどカロリンスカ大学だと、国策としての医学いや医療システムのレベルの高さに私は納得がいった。

教授は第二次大戦の前に習ったせいか、あるいは高齢のせいか、まあドイツ語が話せるという程度だったが、とっさに紹介されたので私は会話のいとぐちに迷った。ありふれた挨拶をしていそいでB会場にすべりこんだ。

ちょうど米国チャールストン、南カロライナ大学医学部生化学および分子生物センター病理部とニューヨーク、コロンビア大学病理部の合同研究で、形質転換能をもつレトロウイルス中に存在するがん遺伝子のひとつetsのうち前立腺組織で同定できたets転写因子の活性化因子Pdefを、従来遺伝子の組み込みが不可能とされてきたアデノウイルスに組み込んで発現させると浸潤性乳がんの浸潤を抑制できたという報告であった。ets標的遺伝子は同時にウロキナーゼ型プラスミノゲン活性因子標的遺伝子であり、ドキシサイクリン誘発Pdefが生理的レベルによっては細胞の移動や浸潤を阻害しうるので、この

Pdefの標的遺伝子が確認できればその遺伝子を使って形質転換したがん細胞を正常にもどすことにより、がんに対するあたらしい遺伝子治療が確立するかもしれないというものだった。さらにそのようながん遺伝子を探し出せば浸潤のメカニズムもわかるかもしれないという内容であった。

p53がん抑制遺伝子も同定されており、あらゆるがんの半分近くはこのがん抑制遺伝子の変質によると考えられている。またその遺伝子が産生するp53たんぱくの抗体値の上昇が、すでにがんの非特異的診断に応用されている。

ところで老化とがんの関係が取りざたされて久しいが、今回、ギリシャ、アテネの生物学研究所、細胞増殖と老化研究室のデミトリオス・クレツァス教授は、マウスではこのがん抑制遺伝子p53の過剰発現が初期老化に関係している可能性を示唆した。そこでこのp53遺伝子の表現形が、動脈硬化を始めとする老化関連炎症疾患時にみられる典型的な炎症性分子ＩＣＡＭ－１の発現と連関して、p53がん抑制遺伝子がその炎症性分子発現の引き金になっているのだろうと推測した。

私は老化と発がんの関係が遺伝子研究によってますます明らかになる予兆を感じたが、このテーゼにも老化と発がんの双方に炎症が介在することを再確認して、広義の炎症こそ退行性疾患の要であり、ほんらい慢性膵臓炎の薬として開発されたカモスタットの抗腫瘍効果も、遺伝子技術によってもメカニズムが解明される日の近いことを予感した。

## がん統合療法の黎明

B会場ではひきつづき「臨床化学療法」のセッションに移った。

そこではドイツ、フランクフルト市ORL大学病院頭頸科のラインアルド・クネッヒト教授の発表に私は注目した。私と同領域のがん（ほとんどが組織学的に扁平上皮がん）の治療に、IgG1（抗体イムノグロブリンG1）のモノクロナール抗体（おなじ抗体を複写したもの）を利用してEGFR（上皮成長因子受容体）に結合させ、がんの増殖をストップさせようとする分子標的治療で前臨床第二相段階にある。

分子量のおおきい抗体作成などという面倒な方法を採らなくても、低分子化学合成物ポストカモスタットには内服投与でもEGFRやPDGFR（血小板由来成長因子受容体）のダウンレギュレーション（調節低下）によってがん細胞の増殖抑制ができることを私は日和佐氏と共に国際誌International Journal of Oncology 20, 2002）で発表しているので、講演後クネヒト教授と意見交換をおこない、ポストカモスタットが出を待つところにきていることを感じとった。

次に本館にもどりC会場をのぞいてみた。

「胃、食道をはじめとする進行消化器がんに対する内視鏡をもちいた診断と治療」に関する講演で、ここでもラジカル（根こそぎ的）な手術に対して、前もって化学療法もしくは化学療法プラス放射線療法を先行させることの有用性が、ギリシャ、アテネ市アテネ医科大学外科のリアカコス教授および同国イオアニナ大学医学部外科教授デミトリオス・ロウカス教授から報告された。

一般に放射線照射や化学療法で組織が損傷された後の外科手術は非常にやりにくいものであるが、それでも三者併用療法が抗腫瘍効果と延命効果がもっとも高かったことを、領域ちがいとはいえ私も経験していた。

このような三者併用療法はがんの集学的治療と呼ばれる。さらに、後述の代替医療（漢方や機能食品による自然免疫増強、インドの古典的医療であるアユルベーダ、気功、心理療法との組み合わせ）とをあわせて患者のＱＯＬ（生活の質）を一層高めるべく「がんの統合医療」が動きだした。

この統合医療は米国よりヨーロッパのほうが歴史がある。

二〇〇五年七月に、がんの統合医療を先導するドイツ、オーストリア腫瘍学会の協力のもと「日本腫瘍学会」（理事長、松崎茂元独協医科大学教授）が創立され、十月に第一回［日本腫瘍学会学術集会］が開催の運びとなり、発展が期待される。毎年六月に教育プログラムが組まれ、ドイツ、オーストリアの教授を招いて終日四、五日間英語で集中講義が受けられる。私はこの学会の理事に推挙され、二〇〇六年九月二十三日第二回学会で「プロテアーゼインヒビターとがんの制御」と題して特別講演が予定されている。

最近では放射線技術も三次元照射により、周辺に害をおよぼさず腫瘍を狙い撃ちできるように進歩してきた。ピンポイント照射と言って周辺組織への障害（副作用）が少ない点で有利である。

消化器にたいする内視鏡の診断は日本の精密工学が早くからイニシアチブをとっており、私が三十年近く前にはじめてドイツのエルランゲン・ニュルンベルク大学に留学したころには、日本から内科医がオリンパス製その他の内視鏡の使い方を教えにドイツをはじめヨーロッパ各地にきていた。

また診断技術の進歩でＭＲＩ（マグネチック・リゾナンス・イメージ：核磁気共鳴装置にくわえて直

径五ミリの腫瘍も見逃さないＰＥＴ（ポジトロン・エミッション・トモグラフィー：陽電子放出型断層）の効果などが討議された。

しかし、マスコミで喧伝されすぎたせいか、受診者の期待が大き過ぎるせいか、ＰＥＴはがんの万能診断法ととらえられがちだが、早期がんの場合にはブドウ糖の代謝あるいは消費が少ないために画像として捉え難いことがあるので、がんの検診には幾つかの診断法が組み合わされたほうがよい。

ところでＰＥＴは一台が日本円にして十億円もかかるため、日本でも諸外国でも設置している病院は少なく、健康保険も利かないのが現状である。

このほかにも、「高速らせんＣＴ」とよばれる高性能ＣＴが、肺がんなどで早期発見に役立っている。

## ガラディナー

八時半から別館のレストランでガラディナー（晩餐会）がある。部屋にもどると、ハンネはすでに白いパーティージャケットに黒いスカートの正装に着替えている。何年も前にそろえたものだが、何度かたのまれ仲人をした以外ふたりそろって正式な場に出ることなどほとんど無かったので、正装整髪の妻をまじかにして私はおもわず息をのんだ。

「この日のために体重を七キロも落としてきたのよ。これやっとまた着られるようになったわ」

ハンネは無邪気にいう。私には妻がいじらしく思えた。こちらもネイビーブルーのスーツに真っ赤なもみじの柄の濃紺のネクタイをしめた。

パーティー会場では民族衣装の余興がはじまっており、すでにモリーナ女医たちが我々のために席をとっておいてくれている。

「ハンネ、すてき。まるでイングリッド・バーグマンかグレース・ケリーのようだわ」

モリーナ女史が感嘆する。

「いいえ、わたしはわたしよ。だれかに似てるって言われたくないの」

「でもどうしてもどちらにも似ているわ」

友子女医はまるで水着のような胸を大きく開けたパーテイードレスで、いかにも刺激的だ。

「ところで友子先生、例の男は昨晩は電話をしてきませんでしたか？」

「いいえ大越先生、きのうの夜おそく二回と今朝四時にも一回ありましたわ。いいかげん頭にきて、

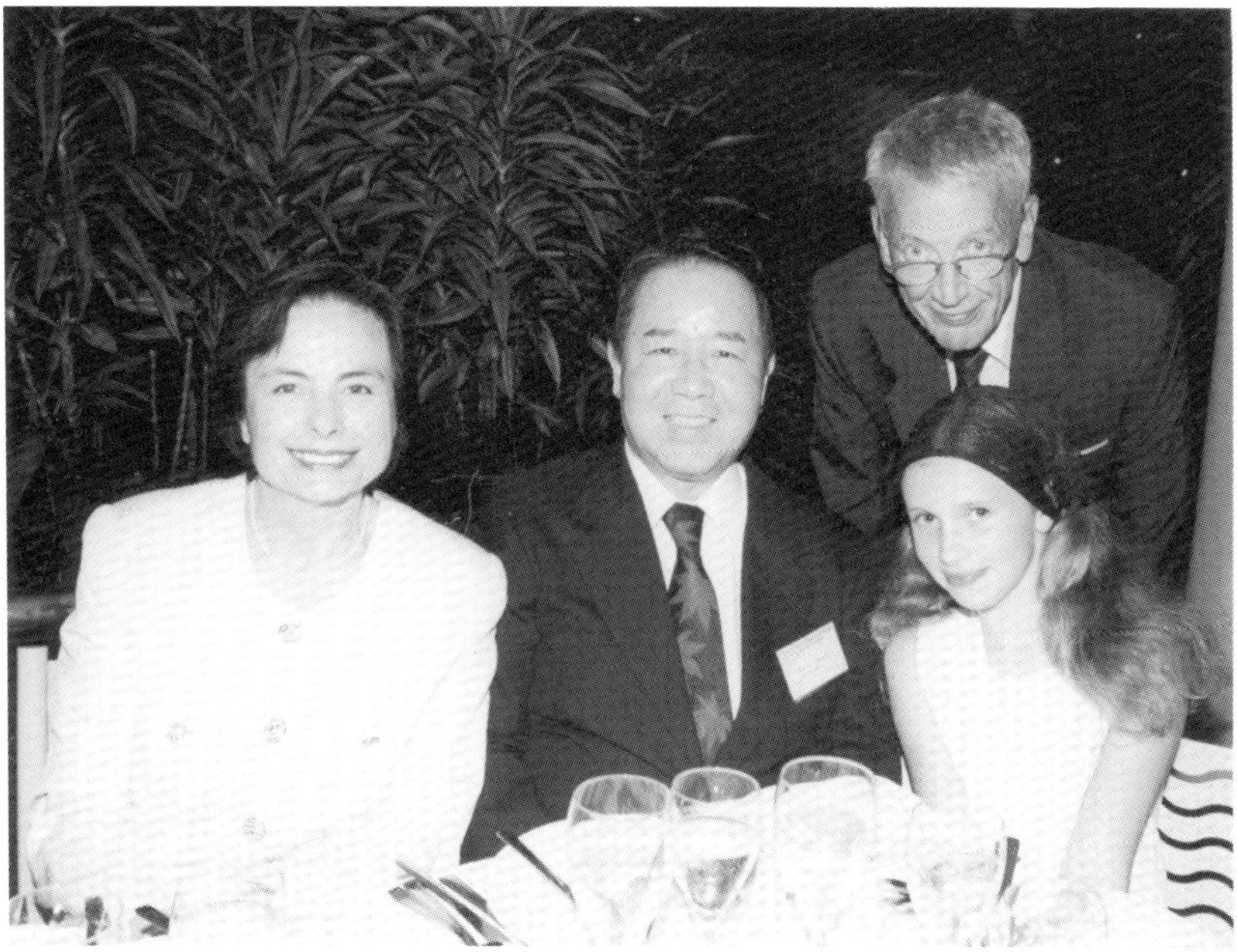

けさ部屋を変えました」

英語で答えたので、ハンネとモリーナがほっとしたような面持ち。

ロシア人も東欧人もさすがにヨーロッパ人、とくに女性学者たちは正装すると日ごろの姿が一変して、みな驚くほどあでやかである。

宴たけなわのころ主催者であるジョーン・デリナシオス博士が私のところに来て、

「せっかくお招きしたのにあちこち忙しくて、じっくりお話もできないですみません」

私の目にデリナシオス博士はちょうどビザンチン教会に描かれている聖人のように映る。肌はやや浅黒く黒いひとみのせいで、いくぶん東洋的で気品に満ち溢れている。歴史的家系のように見受けられる。医学の祖ヒポクラテスの子孫、ヨーロッパ文明発祥の地という自負心からか、いくつもの国際医学雑誌を編纂している。

「奥さまといっしょに写真に納まりたい」

と所望されるので、カメラマンを呼んで夫婦で記念写真におさまる。

結婚当初は、私は日本でもよくハンネの通訳と間違えられ歯がゆい思いをしてきたものだが、ここでもハンネと写真におさまりたがる紳士たちには、夫婦であることに不可解な感じがしているのかもしれない。

正装してチャーミングにみえるウオン教授も「奥さまをお借りしますよ」といってダンスにさそう。夫人同伴でない教授陣も多い。

遠くの席から真っ白なか細い腕をドレスからのぞかせて妖精のようなエレンが、ステンダール教授にともなわれてあいさつにやってくる。金髪を黒いネッカチーフで包んだエレンに私はフェルメールが描いた「青いターバンを巻いた少女」を重ねてみた。大きな瞳が好意的にこちらを見上げる。少女にとって私は老学者達の中で一番若く映るのか、あるいは唯一の東洋人のおともだちに映るのか、はにかんだ表情、潤んだおおきなひとみにおもわず吸い込まれるような感覚をおぼえる。純真さとはこんなにも無防備なものかとさえおもえる。席にもどっても妖精の目は私をとらえてはなさない。

呆然としてエレンを眺めやっていると、突如民族衣装の少年少女たちに舞台の上にひきずり上げられ、ダンスの輪にまきこまれてしまう。五十もなかばではとても少年たちの動きについてゆけないでウロチョロしていると観客が大喜び。ほうほうのていで席にもどると、

「あなた大丈夫？　息がハアハアしてるわよ」

「まいった、まいった」

「あなた、子供にもてるわね」

ハンネがこっけいそうに笑う。

「先生は子供キラーだわ」

友子氏もからかう。

ハンネやモリーナ、ジュデイ、友子博士たちは盛り上がっている。

私は壁際にひとりでいるアメリカ、ペンシルバニア州ルイスバーグ市ブックネル大学ジョセフ・ノバク教授を見つけ近寄る。ノバク氏とチェコのフランチェック・トランカ博士の共同研究は、約百年もまえにジョーン・ベアードらがプロテアーゼ（たんぱく分解酵素）に富む膵臓の抽出物に究極の抗腫瘍効果を見出したというデータを確認するために、トリプシノゲンやキモトリプシノゲンなどのセリン系たんぱく分解酵素の前駆物質（プロエンザイム）とアミラーゼを混ぜあわせると、その超微小量で発がん物質メチルコラントレン誘発マウス自家発生がんならびにマウスに移植したもっとも転移能のあるB16メラノーマ（悪性黒色腫）に浸潤・転移の抑制が起こり、担がん体の延命が図れたというものだった。

私は自分の研究と似て非なるものなので、宴会の席上でもあり、あす討論ができないかと問うと明朝はやくアメリカへ帰国するのでお互いに帰国後文献を交換しあおうということになった。氏はこの件にかんしては今回の報告が最初であり今後の研究は未知数だという。ずいぶん突拍子もない着想だなと思われたが、柔和な金髪の純白人で純真な科学者をおもわせる控えめなノヴァク氏に、あえて反論はとなえなかった。

学会初日、共同研究を申し出たハンガリーのモルナール教授は、この学会に合体させて、D会場で「多剤耐性制がん剤の耐性撤回」と題する第十回国際会合（ミーティング）を終日にわたって主宰したためおくれてパーティー会場に顔を出した。

私はモルナール教授が国際会議を主宰するほどの大物とはつゆ知らず、D会場には一歩も足を踏み入れなかったことを詫びた。

モルナール教授のセリン系プロテアーゼ阻害剤への関心は驚くほど強く、「来年（二〇〇五年）六月にハンガリーとルーマニアの研究者を集め、私を招いて小規模の学術会議を計画したいと熱心に懇請された。この申し出は二〇〇五年六月六日にモルナール教授が学部長をしていたセゲド大学に招待され、スペシャルセミナー「制がん剤としてのプロテアーゼインヒビター」と題して講演が実現する。そこで、私をふくめてハンガリー、ドイツ、ベルギー、ルーマニア、ポルトガルの教授陣との共同研究が成立することになる。

九時にエレンがやって来て恥ずかしそうに子山羊のような細い両腕で私の頭を軽くかかえて左のほほにおやすみのキスをした。

「あらあ、先生すてき。先生もお返しのキスをしなきゃあ」

友子氏がからかう。

ハンネとモリーナ女史にもそそのかされて、私もエレンのマシュマロのようなほほにくちづけをした。

「娘とあそんでもらって、ありがとう」

ステンダール教授もうれしそう。

私は美しいハンネとのあいだならこんなに目にいれても痛くないようなかわいい子供でもできていたかも知れなかったのにと、しばし思いをはせた。

今でも汽車が一日三本しか来ないようなドイツの片田舎に生まれて育ったハンネだが、二百年も前にナポレオンがロシア遠征のおりに通過したときの名残らしく、祖先がフランス貴族ドウ・ラヌー伯爵の血統であるせいか、正装をした公式の場では女王か王女のような気品がただよう。おとめ座の控えめな立ち居ふるまいが貴族的風格をさらにかもし出す。

私も雪国うまれの母ゆずりの白い肌と、父に似て低くはない鼻とでヨーロッパ人にも容貌ではさほど見劣りのしないほうだが、たしかに正装してハンネと並んでみると、通訳と見間違えられるのも無理はないかもしれないという感じがしないでもない。

ハンネ、モリーナ、友子女史の女性陣はつぎつぎに輪舞にまきこまれていくが、こちらはダンスのときでも「下戸」であり同時にリズム感がまったくないので、社交の場では〝壁の花？〟である。

ウオン教授と好漢ジョング教授は、明朝はやくそれぞれアメリカと韓国へ帰国するというので、グループ皆で別れを惜しみあう。一週間もいっしょにすごすとおたがいに別れがたい気持ちになる。

# 学会最終日──がんの代替医療

土曜日、学会最終日の朝食の席で、

「きのうモーターボート屋さんに、きょうの午後三時に洞窟見物の予約をとっておいたわよ。このホテルの海岸沿いだから、二時半に中庭のコーヒースタンドで待ち合わせしましょう。遅れないでね」

ハンネはすでにスポーツ服を着用している。

昨日のパーティー疲れで寝坊した私は、ダージリン紅茶を一杯飲み干すとA会場にいそいだ。「がんと血管新生」のセッションがお目当てである。


がん細胞は血管新生因子を分泌して血管の内皮細胞を増殖させ、新たに血管をつくってがん組織の栄養をよくすると同時に、できあがった隙間だらけの脆弱な血管を使ってさらに転移を進めようとする。これに対しては抗酵素的にプラスミノゲンアクチベーターあるいは活性化プラスミンを阻害して血管新生を抑制するわれわれの研究方法と、発展しつつある遺伝子療法がある。

今回のセッションは遺伝子治療の試みが半数を占める。

ドイツ、ミュンヘン大学外科系耳鼻咽喉科、マーク・デリア教授一派はカチオン（陽電子）に荷電した脂質微粒子リポソームの中に細胞増殖阻害性たんぱくエンドスタチンを封入して静脈注射で腫瘍に送り込み、動物実験でメラノーマ（悪性黒色腫）の転移を有意に抑制したことを報告し、あわせて頭頸部の扁平上皮がんの転移防止に、同治療法が前臨床段階の第一相から第二相への移行段階にあると言う。

まだ総じて動物実験段階にあるこの手法が、早くもヒトでの治験段階にあることに私は多少の危惧を抱かなくもなかった。

さらにフランス、リモージュ大学遺伝子生化学部のA・ドトール教授は、リポソームに従来の抗がん剤であるカンプトテシンやパクリタキセル（タキソール）を封入して、血管新生を抑えて抗腫瘍効果をあげることができたことを、細胞培養や動物実験で証明してみせた。

カチオン荷電脂質リポソームは脂質でできた細胞膜表面を通過して細胞内に入りやすく、さらにDNA（デオキシリボ核酸）やRNA（リボ核酸）などの核酸がアニオン（陰性）に荷電しているために、リポソームに封入された遺伝子や薬物が核の中に入っていきやすいという利点がある。

従来、この運び屋をアデノウイルスが担当していたわけだが、リポソームはウイルスのように増殖する心配がない。

ごく最近DNAの脇役のような存在だったRNAがいろいろな疾患の治療に注目され、これをRNA干渉という。

この場合は、小さなRNA（わずか二十数個の塩基―アミノ酸―をもつ核酸RNA）を細胞内に入れて、病気の原因となる相補的遺伝子の発現を抑えこもうとするのである。この小さなRNAの運び屋には陽電子荷電リポソームが使われる。

がんやウイルス性疾患の駆除に、このRNA干渉治療が実験的に始動した。多少の研究実績のある私でも、なにせ外科医という臨床家の頭はまだ遺伝子学の知識は幼児レベルなので、どうやって自分の研究とドッキングさせたものかと頭を悩ましてしまう。一方では自分の研究は良好な抗腫瘍効果と、全くといっても過言ではないほど副作用がないこと、あわせて注射ではなく長期内服可能な簡便さなどから、患者に使用が楽なその普遍性を信じて疑わない。

さらにリンパ流を介した転移の防止に、テロメア（染色体のＤＮＡの末端）逆転写酵素をレトロウイルスに運搬させてリンパ管の新生を抑えることで転移を抑制しようという試みが、スイス、ジュネーブ大学医療センター、形態学科から発表された。

スイス、バーゼル大学病院脈管生物学科のワイミン・リー博士の理論に注目が集まった。はじめに彼は組織の低酸素状態とHIF-1（低酸素誘発因子―1）が悪性腫瘍における血管新生の引き金になると言うのである。すなわち低酸素状態が引き金になって、内皮細胞の増殖やそれにつづく血管新生にゴーサインを送るというのである。それゆえこのHIF-1 α（低酸素誘発因子）を標的とする治療法が確立すれば、腫瘍内血管新生とそれに続くがんの転移も阻害できるであろうと言うものであった。

悪性腫瘍では細胞の分裂増殖が血管の新生より早いため組織の中心部は一部が壊死におちいり、その部分を腫瘍の中心部壊死と呼ぶことは既に述べた。しかしその周辺の低酸素部分でも、がん細胞は酸素がなくても解糖系でエネルギーＡＴＰ（アデノシン3リン酸）を生成して、そのわずかなエネルギーでも増殖することができることは古くから知られている。

しかし「がん」はヒトあるいは動物という生体に独立して存在（あるいは巣食う）する生物体として自分に有利な環境作りをする。たとえば低酸素、低エネルギーの状態のときはみずから血管を作りだして腫瘍組織内の栄養を高めて、そのエネルギーでさらなる野放図な局所増殖や持ち家を増やし勢力を拡大するために、転移巣を形成して健常な生体を乗っ取ってしまうのである。

正常な自己（我）から出た非自己（非我）は健常人があるとき妄想にいだかれ、その時の自己を認識しコントロールできないで自滅するような人間の思索的営みにさえ似ているではないか。

人類の破滅は良識という免疫的コントロールで防がなければならない。それを越えた場合には歴史が証明しているように、平和的恒常性を維持するためにある種の攻撃が必要かもしれない。

多くの制がん治療は細胞の中まで入り込んで細胞を死滅させる。しかし攻撃の的を細胞膜の表面で活性化している過激な過剰活性化プロテアーゼや増殖因子の沈静化に絞れば、なにも家（細胞）の中まで侵入しないでも細胞の正常化につながるではないか、というのが私のがん治療の定理である。

それゆえに、細胞毒性のないカモスタットのようなプロテアーゼインヒビターの制がん治療こそ普遍的であると私は独善的に考える。

犯罪人を立ちなおらせるにはムチより愛情ある言葉のほうが勝っていることを、もういちど真剣に考え直さなければならない。人類存続の論拠はそこに見出せるはずだ。攻撃ではなくアプローチが大事なのだ。

別館のB会場に駆けこむと「発がんとその予防」のセッションで私との共同研究を希望していたフィンランド、ヘルシンキのバイオ免疫研究所のトーマス・タルベルク所長ががんの代替医療として栄養で代謝改善と免疫力の増強をはかることで発がんを予防するだけでなく、すでにあらゆる制がん治療をほどこされていても再発や転移で終末期に近い患者の延命を可能にできたという、三十年にわたる臨床成績を発表しているところだった。

フィンランド、ヘルシンキ大学医学部名誉教授のタルベルク博士は、どうやら定年後私営の研究所兼会社を経営しているらしく、自社制がん食品の年間個人経費の話まで講演中に出てきて、現実的である。彼の代替医療は日本でも共立出版の「長寿の科学」の中で詳しくその業績が紹介されており、彼は国際的にがん医療の歴史にその名が刻まれることが推測された。

彼の制がん治療食の内容は、L—アミノ酸であるアスパラギン酸、ベリリウム、グリシン、ロイシン、リジン、を基礎に金属クロム、マンガン、モリブデン、セレン、スズを加え、全種類のビタミンを混ぜ合わせカロリー計算をして食品パックにしたものである。

目的はこの栄養あふれる食事の摂取で体力を増強し、ナチュラルキラー細胞やキラーT細胞などの免疫系を賦活してがんに対抗させようというものである。

がんの代替医療としては、ドイツの医師マックス・ゲルソンが開発した「がん食事療法」とアメリカのエドワード・ハウエル博士の「酵素栄養学」が有名で、食品栄養の改善で全身の免疫力を高めてがんに打ち克つことをめざす。

欧米では一九七〇年代後半からこのような代替医療が積極的に行われるようになった。現在このような代替医療が公的に組み込まれている国としては、アメリカ、イギリス、ドイツ、オーストリア、フィンランド、メキシコなどがある。

日本ではよく勉強した開業医が積極的に取り組み始めたが、まだ公的認知を受けていない現況にある。とりかえしのつかないほどの進行がんや末期がん患者で、がんの専門病院や大学病院からこれ以上のアクチブな治療法がないと宣告された場合（マスコミではこのような患者をがん難民と呼んでいる）には、延命あるいは治癒も期待して選択肢のひとつとしてみてはいかがであろうか。自費診療であることが多いので、この辺も行政に一考あってしかるべきである。

さらに医学部の講義に「腫瘍薬理学」とともに「病態栄養学」が採り入れられることを期待したい。

ちなみに、「酵素栄養学」の酵素は消化酵素を指し、私がその抑制をターゲットにしているのは「がんのプロモーターである細胞膜表面の過剰に活性化した炎症に関連の深い酵素」であるから、思い違えのないように付記してしておきたい。

一時、がんの免疫療法は学問的に隆盛を極めたが臨床的には衰微の傾向にある。いくつかの免疫賦活剤が今でも使用されているが、各国の保険衛生機関や厚生機関で許可した薬用量では効果を発揮させるのに不十分であることがある。また実際、既存の免疫賦活剤単独投与で抗腫瘍効果など期待できるものでもない。既存の免疫賦活剤はラジカルな抗腫瘍治療で低下した免疫力をわずかに補填するくらいの効果しかないことは否めない。

ところで丸山ワクチンという免疫賦活剤があるが、これは、がん細胞に特異的というよりは非特異的に免疫力を高めるといわれている。日本医科大学の細菌学教室の故丸山教授が開発されたものだが、その効果をみとめていたがん治療医はまれであったのではないだろうか。

しかし私は、患者や家族がのぞむときにはその使用を拒否はしないできた。当事者にとっては藁をもつかむ思いだということがわかっていたからである。また自分が同じ目にあったら同様の心境になるであろうと思ったからである。

丸山博士の自伝を読んだとき、博士ががん治療にかけた燃えるような情熱を感得して、私は身が震えるほどの感動をおぼえた。そしてがんに特異的とはいえないまでも非特異的には多少の効果はあったのではないかなどと、科学者らしくもなく確かめもしないで応援してみたい気持ちに駆られた。

昔からお百度を踏む、あるいは水垢離をとるとか、戦時中は千人針などというものがあった。自分や大事な人のために祈り想いをかければ、必ずその気持ちはエネルギーとなって本人に届くと信じたからである。結果が思いどおりにならなくても、患者さんにとっても家族にとっても、手を尽くしたという気持ちには後悔が残らないであろうから……。
そのほか、BAR療法（biological response modifires）すなわち、生体内の防御反応を強化することで腫瘍の発育を抑えようというものがある。代表的なもののひとつにに γ-INFを遺伝子工学的に大量生産して、手術中にガンマーインターフェロンを腫瘍内に局所投与するものである。もうひとつは、LAK療法（lymphokine activated killer）がある。これは、患者自身のT細胞を培養装置で活性化した後、再び患者にもどす方法である。

一方、そのがんに特異的な免疫療法としては、直接がん細胞のDNAやRNAの抗体たんぱくを注射してがん細胞を特異的に攻撃するワクチン療法が考えられつつある。

しかし、タルベルク氏の三十年にあまる詳細な研究に裏打ちされた全栄養的免疫治療は、消化器、呼吸器、生殖器がん、皮膚悪性黒色腫（メラノーマ）、骨、軟骨肉腫、白血病その他もろもろの進行期がん、再発がん、転移がん患者の驚くべき延命効果に聴衆は圧倒される。再発がんや転移がん症例が、レントゲンフィルムをはじめとする画像診断とがん細胞の病理学的変性をみせつけられると文句のつけようもない。おまけに本来予後不良な患者の四十五パーセントも、三年いや五年以上の延命効果を一万を越える症例数で提示されると聴衆の間にため息が漏れる。

同氏の免疫栄養治療法は広く日本のがん学者や臨床家の間に支持されているのだが、日本では承認されていないのは残念である。

講演後、感銘した旨タルベルク教授に挨拶にゆくと、

「日本でも自分の治療法を広めたいので力になってくれないか？」

「いや先生の療法とわたしのアイディアをドッキングさせればもっと良い成績を上げられるかも知れ

ませんよ」

「自分もそう思って共同研究をのぞんでいるわけだ」

帰国後、タルベルク氏から論文やＦＡＸ、Ｅメールがつぎつぎに送られてくるのに驚くことになる。この人はがん治療学の歴史に名を残す学者であると私は確信を強めた。一介のメス持ちが世界一流のがん学者であり卓越したがん治療専門医に評価をうけたことに、少なからずときめきをおぼえた。

お互いに再会を期して固い握手を交わした。ちなみに、二〇〇七年秋の「第三回日本腫瘍学会」の教育講演にタルベルク博士の招待が予定されている。

私は、代替療法に大いに触発された。そして、自分の領域外だが五ヵ所にも転移があり担当医からも積極的治療は施されていないと嘆くある患者からの問い合わせに、自分の研究してきたカモスタットは自由診療では多額となるし、公務員である現在の立場では、未だがんの薬としては未承認薬を自ら使用することを控えているので、代替医療として次のような食事処方を提案してみて比較的短期間に少なくとも全身状態の著しい改善を観察したので、一例を記載してみる。

処方は以下のとおり、

午前と午後にビタミンB1錠　三百〜五百ミリグラムずつ計六百〜一千ミリグラム、プレーンヨーグルト五〇〇グラム（一日量）、リンゴとにんじんをミキサーでジュースにして一・二〜一・五リットル（一日量）を日常の食事（低脂肪、減塩食）に加えて連日摂取する。ただし、血圧の高い患者はビタミンの力価をへらす。ちなみに、エスファイトゴールド（エスエス製薬）は、一錠にビタミンB1を百ミリグラム含有するほか、ビタミンB6、B12、ビタミンEをも含むので、市販のものでも有用である。大半の医師はあまりにもビタミンの知識に欠けるので、あえて例をあげてみた。

ビタミン$B_1$（チアミン）は有酸素下、ブドウ糖を燃焼させてエネルギーを産生する回路、すなわちTCAサイクル系のコハク酸脱水素酵素の補酵素である。そこで、このビタミンの補充は生体内エネルギー産生を増強し、体力の増進と免疫力の増強につながる。

なお、リンゴにはペクチン、ポリフェノール、ビタミンCが、にんじんにはカロチンが含まれ、これらの成分はがんや生活習慣病に大きな原因となる活性酸素を消去し、抗酸化作用がある。

ヨーグルトは良質なたんぱく質であり、含まれる乳酸菌は食物の消化吸収を援け、腸管の免疫力をアップし、あわせて体内洗浄に供する。

まだ少ない経験とはいえ、代替医療の学会も盛んのようで、従来のかなり過激ながん治療と並行して自然免疫活性化代替医療がくみこまれて統合医療が確立していくことのそう遠くないことを私は感じとった。

閉会の辞を待たずに、私はハンネたちが待っている中庭のコーヒースタンドに急いだ。朝のうち衣服も靴も着替えて軽装である。

すでにハンネと、モリーナ、友子女史、ジュディの女性陣が紅茶を飲みながら待っている。

友子女史は水着の上にビーチドレスをはおってややなやまし気に見える。

ホテルの前のビーチを五分ほど右手に進むと小さなバラックが見える。ハンネがきのう予約した者ですけどと掛け合うと、四十歳くらいの髪の逆立った日焼けした男が入り口付近で険しい顔付きをして酒をあおっている。

ハンネがもう一度交渉するが、酒瓶を離さないで無視する。モリーナ女史が見かねてギリシャ語で問いただすと、ひとり息子が喘息の発作を起こして今朝本土の病院に入院して妻が付き添っていったと言う。

「落ち着かなくてボートなんか出す気になんかならねえよ」

半分泣き面で荒々しく叫び、ふたたび酒をあおる。

「気持を察してやろうよ、今日は取りやめにしよう」

私が言うと、

「何ですか、女々しいじゃないの。ほら仕事よ仕事。あんたがこんなところでやけ酒を飲んでいたってどうしようもないじゃないの、ほら腰を上げなさい」

ふだんにこやかなジュデイ理博が物凄いけんまくでどなりつける。ちょうどそのとき、男の携帯電話に夫人から呼び出しがあった。先生がたった今テオフィリンを投与したところだという。瞬時に男の顔がゆるんだ。

「あたしたちみんな医者なんだからお子さんの具合はかならず良くなるとおもうわ、ボートに乗りながら様子を電話で聞いてみたら、お酒なんか飲んでいるより気晴らしになるわよ」

トーンは下げたがジュデイ女史は引かない。

「こんな状況じゃ楽しくないからやめましょうよ、彼がかわいそうだわ」

ハンネは男の憔悴しきった表情に耐えられなくて言った。

「ボートはそこにあるし、鍵を貸してやるから、あんたたちの誰かが運転すりゃあいいじゃないか」

男の自暴自棄な言葉にいつもにこやかなジュデイ先生が爆発した。

「あなたが仕事をしないと治療の足しにならないのよ」

彼女の叱咤の言葉に、

「たしかにそうだ」

男はしぶしぶ立ち上がった。

ボートの上で携帯電話にかじりついていた男の顔が急に歓喜に変わる。

「みんな、安心してくれ、テオフィリンとかいう薬で息子がずいぶん楽になったようだ」

「うわあよかった」

みな一斉に叫んだ。

モーターボートは岸壁に沿って次第に速度を上げる。

「あそこの上に見えるのがイタリアの金持ちの別荘で、ギリシャの船舶王オナシスと元アメリカ大統領故ジョン・エフ・ケネディの夫人だったジャクリーンの甘い生活が映画化されたときに使われた舞台だよ」

男の表情はやわらいでプロのガイドの顔になっている。

二十世紀最高と評されるオペラ歌手マリア・カラスとオナシスの深い友情は誰ひとり知らない人はいないくらいだが、オナシスは利権のためにカラスを振ったと噂されている。いまはみな故人だが悲劇の歌姫カラスのことを考えると、「あの老いぼれめ」と今でも怒りの気持ちが私の中にある。

絶天の晴のなか猛スピードのボートに当たる風は心地よい。

男の話ではオリンピックが開かれた八月は四十一度もの暑さだったそうで、あんな中マラソンで優勝した日本女性はあんなにやせて小さな体でよくも頑張ったものだとしきりに感心する。

いつの間にか友子女医はビーチガウンを脱ぎ捨てて水着姿になっている。私が目のやり場に困っていると、「先生一緒に写真を撮りましょう」と誘うので、ハンネを見やるとOKをしている。学会に来てこんな僥倖にめぐり逢うのは初めてだったが、均整のとれた彼女の水着姿が身近に迫ると、こちらは目が眩むほどだ。ハンネが笑ってシャッターを切った。

ボートは巡りにめぐったが、岸壁に窪みはあるものの洞窟とはほど遠かった。

小さな漁港に着いたので一休みすることにした。

海岸の小さなスナックでボートの運ちゃんは大ご機嫌で、おごりだといってギリシャのアルコール度四十度の焼酎ウゾーをみんなに振舞った。

下戸の私以外はみないける口とみえて、ウゾーを水で割ってたのしんでいる。ウゾーは水で薄めると淡く変わる紫色がうつくしい。

ボートを降りて清算すると三時間で四百五十ユーロだという。割り勘で払った後、姉御肌のジュディ先生が、

「さっきは怒ってごめんね、これ息子さんのお見舞い」と言って五十ユーロを余分に渡すと、男は顔をくしゃくしゃにして喜ぶ。

今日も六時まで学会があったのだが、さすがに夕飯の席はさびしかった。韓国のジョング氏も中国系アメリカ人ウオン教授、アルゼンチンの女性教授も見かけない。昼に海岸で海水浴をしていたステンダール教授とエレンの姿も見えない。

モリーナ女医の音頭でギリシャの伝統的な松脂入り高級ワイン、レッチーナ・ラフキオテイ・エンシェント・キエオネスの白で乾杯して、無事な帰国と再会を約束した。

# アクロポリスの丘

翌朝七時のオリンピック航空でコーフ島からアテネへの機中、リスボン大学薬学部のマリア・フェレイラ教授と隣り合わせた。

フェレイラ女史の研究テーマは抗がん剤耐性腫瘍にたいする制がん剤の効果復元が目標で、モルナール氏が細胞培養で、フェレイラ女史は動物実験で追究すべく十年来共同研究中であり、彼女もこちらとの共同研究をつよく望み、帰国後文献の交換がつづくことになる。

すでに学会期間中フェレイラ教授もふくめてハンガリーのモルナール教授との共同研究を話し合って顔見知りだったが、この学会を通じて海外にも力強い共同研究者を得ることができたことで私には大きな収穫となった。

一週間前の難航とくらべて一時間でアテネに到着してしまった。フェレイラ教授に別れを告げ市の中心にあるビジネスホテルに着くと、まだ午前九時なので旅装も解かず私とハンネは外出した。ホテルを出る前にフロントで翌日の十一時間のエーゲ海クルーズを予約すると、シーズンオフなせいかすぐＯＫが出た。難解な学会からはなれていざヨーロッパ文明の源流に触れるのだとおもうと、とくにハンネの意気込みは大きい。

アテネという都市名は、知恵と戦争の女神「アテナ」をこの地の守護神としたことに由来している。ここに初めて人が住み始めたのはＢＣ三二〇〇年の新石器時代からといわれる。すなわちギリシャの首都アテネは五千年の歴史のある都市であるという。日本の縄文時代にすでに立派な都市国家が成立していたことになる。

クレタ島で起こったミノア文明を始めとするギリシャ文明は、エーゲ海文明としてその起源がメソポタミア文明やエジプト文明の起こりとほぼ平行し、インダス文明にさかのぼること五百年、東の黄河文明にさかのぼること千五百年という。

ハンネが時々「自分はドイツ人であることを特に誇りにおもわないけど、ヨーロッパ人であることには誇りを感じるわ」といっていることがやっと私には納得がいったような気がする。ハンネに言わせれば、選ばれた純粋な民族なんていないのだ。ヨーロッパ人はみんなどこかで混血だし、アジア人にしても然りだろうという考えだ。

日本では弥生時代（前三世紀末から紀元後三世紀）にあたるAD一年前後に小国家が分立し、AD五七年に倭の奴の国王が後漢に使いを送って金印をさずかる。そしてAD三百年頃大和朝廷が日本を統一したという。

前六世紀には古代アテネの政治家であり哲学者、さらには法律家であったソロンによってアテネ人社会の組織基盤が定められたようだ。民主主義の基本はまず市民集会と市民参加の裁判であった。以後ギリシャの民主主義政治が確立して今日の世界における民主政治に先鞭をつけた。

前五世紀半ばにはアテネはギリシャ世界の文化の中心になったようだ。

前五世紀にはアテネ生まれの哲学者ソクラテス、詩人で劇作家のアイスキュロス、悲劇詩人のソフォクレス、エウリピデスらによって文化、良識、精神的調和、さらには民主主義の普遍的価値が高められていったとされる。

なかでもソクラテスは後のヨーロッパの思想的支柱になったという。

私の拙い解釈では、ソクラテスの思想には知識を誇示しない謙譲の美徳と認識への渇望があったのではないかと思える。

それ以前、真理は時間(時代)とともにかわると考えられていたが、人間の営みの中にある理性は普遍であるとソクラテスは考えていたようだ。

観念論だけでなく人間の時間を共有する営みの中に普遍的真理や善悪の定義も見出されるというものらしい。

ソクラテスは正統に挑む異端児として自然派哲学者から厳しい批判を受け、毒杯をあおる刑罰を受けた。

思想の権力に抵抗して処刑されたソクラテスの思想は、弟子のプラトンに受け継がれていく。

貴族の家系に生まれたプラトンは、政治や社会における倫理道徳を精神の調和と美学でもって国家を民主的に調整するべく考察を巡らしたようだ。

プラトニズムとは同時にプラトニッククラブの意としてもとられ、肉欲的愛に対抗する道徳的かつ精神的愛を意味していることは言うまでもない。

プラトンの高弟アリストテレスは紀元前四世紀後半、ギリシャの北方マケドニアの国王フィリップ二世から招かれて、少年期の息子アレキサンダーの教師となる。

そもそもアリストテレスは自然の中にある植物も生き物とは認めながらも、生命あるものを「人間」と「動物」に分類してその決定的違いを考察した。

そして人間の「理性」を固有化した。さらに人間の「中庸ある徳」を倫理の基礎に置いた。

また政治に関してはひとりの利益のための専制政治になってはならないと説いた。

青年アレクサンダー王は異常な攻撃欲をもってヨーロッパ、アジア、アフリカにいたる大帝国を築き、アレキサンダー大王の名を後世に残した。

アリストテレスの教育は反故にされたの感があるが、アリストテレスがアテネに戻ってプラトンのアカデミーとは別に学校を建てた時、アレキサンダー王は目利きの植木屋と漁師に遠征中至る所でみつけた当時まだ知られていなかった動植物をアリストテレスのもとに送り、これが大いに生物学の発展につながったとも言われている。

プラトンならびにその弟子のアリストテレスによって継承され発展した人間を中心に置く考えはその後のキリスト教にがんじがらめにされていた中世ヨーロッパ文化に再認識され、人間性の回復を謳歌するルネッサンス文化の開花に影響をおよぼしたらしい。

紀元前五世紀末アテネとスパルタの思想的対立からおきたペロポンネソス戦争でアテネの国家権力は衰微していったようだ。

ところでBC四六〇年にギリシャの小島コス島で生まれた古代医学の祖といわれるヒポクラテスは、それまでの伝説に登場する神々の力にたよる呪術的医術に科学的根拠をあたえて医学を基礎づけ、ピタゴラスの影響をうけて、医術を行使すべき者の倫理性、人間的信頼を持つ医師像を定義づけた。

ヒポクラテスは、病気を予防する方法として自然の摂理にかなう日常生活の節度と調和を提唱した。さらに弟子たちに医師たる者の倫理に基づく誓いをたてさせた。これはヒポクラテスの誓いといわれて名高い。

医師は患者の利益（回復）のために正しい診断ができるように能力を高めて適切な施薬をし、患者を苦しめたり患者がその治療で不利になるようなことをするべきでないこと、患者が死を急いだり安楽死を望んでも毒薬を用いてそれに加担すべきでないこと、また妊婦の避妊をたすけて胎児の生命をうとんずるようなことをすべきではないこと、医師たるもの決して患者の秘守義務をなおざりにすべきではないことなどの誓いをたてさせた。

私は奇しくも科学、哲学、医学の祖を輩出したギリシャの地に居ることの僥倖を感じていた。

ホテルの窓からもすぐそこに見えるパルテノン神殿は、峨峨とした岩肌のアクロポリスの丘の上にある。アクロポリスとは「町の高い場所」という意味らしい。パルテノンにしろ神殿が山上にあるのは神の威信を示すことと、政治的に他の五百にのぼる都市国家（ポリス）の国威を誇るためであったらしい。パルテノンとは「乙女の部屋」（小学館の百科事典）を意味し、パルテノン神殿の内部のアフィナパラスは「アフィナ女神」の存在を示し、外側の空間プロゴマゴスは「闘志」を意味し、女神「アテナ」は人間の「不安」と戦う「闘士」であったという。

日本の神話にも天照大神《あまてらすおおみかみ》という女神が登場する。いざなぎの尊の女（むすめ）で、高天原《たかまがはら》の主神であり皇室の祖神で、日の神と仰がれ伊勢の皇大神宮（内宮）に祀られ、皇室崇敬の中心とされた（広辞苑）という。

はるか古代には、人類がまだほかの人間集団に武力をふるう前には、世界的にマトリア（社会や家長における女性の権力が強いこと）がパトリア（男権）に先行していたのかもしれないとハンネと私の考えが一致した。

中東から起こったユダヤ教やキリスト教などが女性蔑視どころか魔女伝説（魔女狩り）を、あるいは日本でも仏教界における「女人禁制」まで生んだのではないか、などと私の考えは飛躍してしまう。

ところで、近代におけるギリシャと日本の関係では、ギリシャ生まれのイギリスの作家でジャーナリストとして日本に来て、神話や伝説など民族の神秘的歴史に共通点を見つけて多くの「怪談」を書き上げたラフカディオ・ハーン（小泉八雲）の存在が忘れられない。

ここアクロポリスに最初の神殿が建てられたのは紀元前十二世紀であるという。

ここの都市を円陣で描くならば、円全体がアテネというひとつの都市で、中陣がアクロポリスという「町の高い場所」であり、中央にパルテノン神殿が位置する。（アクロポリス

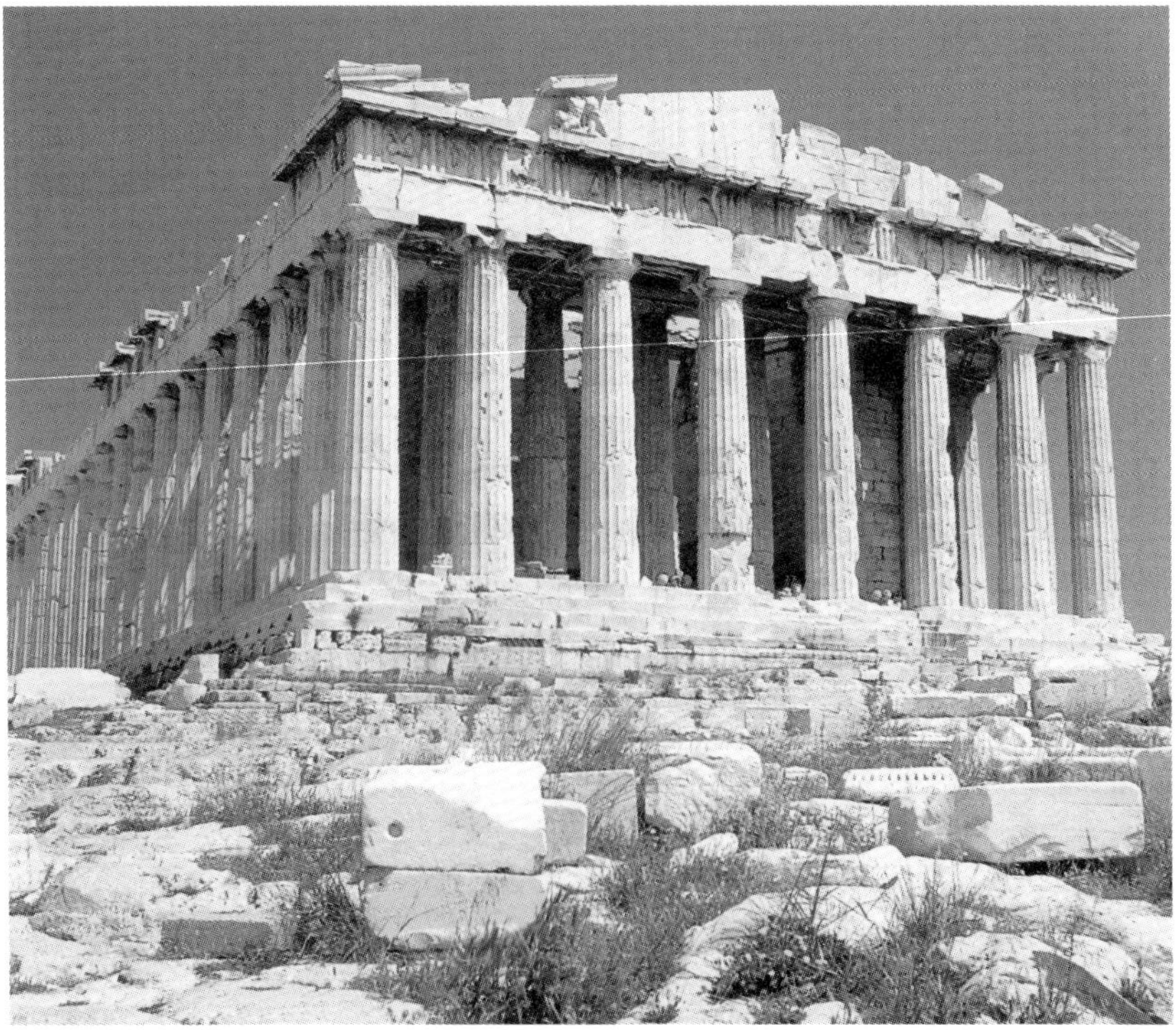

の写真)

今日も晴天で、花崗岩で滑りやすい標高約百六十メートルもの高みに登ると二人は大汗をかいた。パルテノン神殿は土台石の上に高さ十二メートルものエンタシス(上方が細くなる円柱のなかほどにつけたわずかなふくらみ)の円柱群に支えられ、十七世紀のトルコとベネチアの戦いで天蓋の一部が砲撃で破壊されてはいるものの、建造物の壮大な威容に圧倒される。

このエンタシスはのちにローマおよびルネッサンス時代の建築に影響をあたえた。日本ではどのようにして伝わってきたものか、法隆寺金堂の柱がこのエンタシス様式であることは有名である。

これら大理石の円柱の一部は、十九世紀末にドイツの考古学者シュリーマンによって好条件で保存可能なミュンヘン博物館に展示されている。

アクロポリスで最も神聖な場所といわれるパルテノン神殿の隣のエレクテオンはアイオニアから連れてこられた六人のカリアテッド(乙女)の石彫が美しい。私は九月に五十歳になったハンネを記念にその石彫といっしょにカメラにおさめた。

私達は旅行前に下調べはしたとはいえ、目の当たりにする遺跡の壮大さと悠久を思い知らされる。

ハンネは結婚祝いに私のいまはない父から貰って大事にしているキャノンカメラで盛んに写真を撮りまくる。

再び一八五三年にフランスのブーレエが発見したといわれるアクロポリスの入り口として使われていたとされる前門にもどって、われわれが石段に腰をおろしてツーリストたちを観ていると、野球帽を逆さにかぶった八十歳くらいの赤銅色に日焼けした禿頭の日本の老人が、日本語が流暢なギリシャの若い女性ガイドに向かって日本語で質問をしている。

「あなた、包茎ってわかりますか？」

「えっ、ホウケイですか、そういう言葉は知りません」

「それじゃあ、オチンチンはわかりますか？」

おいおいガイドに対してとはいえ変なことを訊くじじいだなと、私が不審に思って聞いていると、

「いやなに、昨日見た博物館でもこちらの神殿でも男神はどれもがオチンチンが皮でおおわれているんでね、ギリシャの男神はみな子供なんですか？」

「ああわかりました。当時のギリシャの文化はなんでも「美」と「完全」をモットーにしていましたから、男性の像も多くはハツラツとした二十歳前の美しい半青年を神のモデルとして肉体が賛美され、彫像の対象とされたのだと思います」

若い女性ガイドの顔がやや赤らんでいる。

「その代わりに、哲学者達は立派な髭をはやした彫像になっているでしょう」と付け加えた。

私は爺さんの観察力に恐れ入った。

広大なアクロポリスの丘は岩石がむきだしで日陰が全くなく、ジリジリした太陽をさえぎるためにハンネの日傘を借りて差しながら見学していると、オーストラリアから来たという若いカップルが、

「もったいない、こんなにいい天気なのに、なんでアンブレラなんかさしているんだね」

「いや、強過ぎる紫外線を避けるためのサンブレラさ」

「日傘の正式の英語はサンシェイドだけど、サンブレラとは言いえて妙だね」

若い二人は歯を見せて笑った。

丘を降りきったアクロポリスの西端で高級住宅街の緑陰にたたずむ一軒の立派な造りのレストランに

入ると、二階がレストラン、下がカフェーになっている。

客はみなギリシャの上層階級に属すると思われる服装である。家具も高級で、軽装のツーリストである私とハンネはやや気がひけた。二人ともコーヒーとレアチーズケーキを注文する。もう五、六時間も歩きまわったせいか、上質なコーヒーがたまらなくおいしい。

座ったまま私が後ろを振り返ると、立派な身なりの白髪まじりの貴婦人と目が合う。すこし悲しげな眼差しが私になにか語りかけているようで、私が軽く会釈すると、テーブル越しに婦人が、

「こちらの席においでになりませんか、わたしはたくさん本を抱えていますので」

と、訴えるようにあまり流暢でない英語で言う。

ハンネもギリシャのふつうの市民と話をすることに興味をひかれたせいか、二人で婦人のテーブルに移る。

自己紹介ももどかしく、婦人はおろおろとして自分の今の身の上を語りだす。三年前に夫をがんで亡くし、その悲しみから抜け出られないので閑静な所に来て詩作にふけっているのだという。夫人の名前はクラーリー・バルダーカといった。

突如、婦人はA4判の二編の冊子を示し、それを私には英語で、ハンネにはドイツ語に翻訳して欲しいとややヒステリックに懇願する。二人ともあまり唐突で荒唐無稽な申し出なので驚いてしまうが、だれかいっしょに悲しんでくれる人を探していたような雰囲気を感じて、ふたりでそれぞれ冊子を手にとるが、ふつうのアルファベットとも違うギリシャ文字に面食らってしまう。

「お気持ちはわかりますけど、私たちはギリシャ文字が全くわかりませんし、仮に辞書を駆使したって韻律のある詩をうまく翻訳することは全くむりですよ」

申し訳なさそうにこちらが答えると、

「辞書を使っても何をしても、お二人にこの詩からなんとか今の自分の心境をわかってもらいたいの」

あまり取り乱した彼女の哀願するような態度に、

「私たちには無理ですが、私に良い考えがあります。この詩集をアテネ大学の教授に翻訳して頂いたらいかがですか？」

私が言うと、

「でも大学の先生なんて権威があって恐れ多いですわ」

「いやそんなことは心配いりませんよ、どうせどこの国でも大学の先生なんて貧乏ですから、良いアルバイトが舞い込んだなんて大喜びするかもしれませんよ」

半信半疑な婦人にそろそろ別れを告げようとすると、どうしても明日もう一度会いたいと言う。

ハンネの目がやめようと言っているが、婦人はすがりつかんばかりに懇請する。

「それじゃあ、明日はまる一日のエーゲ海クルーズを予定していますし、明後日はアテネ博物館を見学するつもりですので、そのあとで午後三時半頃ここでまたお目にかかりましょう」

二人はやっと解放された。

私の頭の中はいつも「がん」だらけなので遺された患者の家族の痛みはいやというほど感得できる。

「またまた、あなたは女性に弱いのね」

外に出るとハンネがあきれ顔をして言う。

日が暮れるにはすこし間があるので、北西部の古代アゴラ地区を観てまわる。

この地区は古代アテネで最も壮麗な都市形態をしており、活気に満ちた地域であったらしい。さらにアテネでもっとも人がおとずれないというケルミコスの遺跡を見学する。まだ発掘がつづけられている。この地域は紀元前六世紀ごろ商店街や神殿が建てられ、アテネの政治、経済、文化の中心であったらしく、ソクラテスやプラトンやアリストテレスなどの哲学者が暮らしていたと言われている。

ホテルのそばの裏町のプラッカとよばれる旧市外は原宿か浅草の仲見世のようで、無数のレストランとみやげ物屋がひしめいている。路地から地下にすこし入った所に、十人も客があれば一杯になるほどちいさなレストランがあり、客が少なくて静かそうなので二人で入る。

従業員は三名でみな七十歳を越えたような老人である。ブタのソテーとポテトサラダを注文するとこれが旨い。壁におおきな写真が何枚も飾ってあるので私が訊くと、小柄な給仕が嬉しそうにまず初めに示したのが、有名なアメリカの黒人ダンサーでシャンソン歌手でもあった、ジョセフィン・ベーカーの写真であった。

一九〇六年にアメリカのセントルイスでうまれたジョセフィン・ベーカーはパリで勉強し、カジノ・ド・パリで活躍したという。貧しい生まれの彼女は沢山の親のない子供を養子にしたりして、貧しい人々の光であったらしい。私もハンネも生前の彼女を新聞紙上で見かけていたので、彼女が寄ったことのあるレストランに自分たちも居合わせる幸運に感激した。そのほか、ここがアテネ市長に表彰されたときの写真を老給仕は誇らしげに指し示した。

客も少なかったことで、私は三人の老人たちとジョセフィン・ベーカーの写真の前でハンネにシャッターを切ってもらった。幸運な旅の拾い物のひとつである。

ホテルの窓からはライトアップされた高き所にあるパルテノン神殿が観る者を古代の幻想へと導く。アテネの町を七時間も歩き回ったのでその夜は二人とも爆睡した。

# 三島クルーズ

翌朝、朝食もままならず七時には埠頭までのバスが迎えにくる。いよいよ念願のエーゲ海クルーズだ。サロニコス湾一日クルーズといったほうが正しい。二人の心が躍る。

アテネ港からポロス、ヒドラ、エギナの三島を巡る十一時間の航海だ。

空は澄み、海はどこまでも青い。波も静かで絶好の航海日和である。ギリシャは日本の瀬戸内海あたりと同緯度なはずだが、今日は十一月二日だというのに気温は二十六度くらいもあり晩夏を思わせる。

地元の人の話では今年は何十年ぶりの暑さであると言う。

約一千トンの船内には世界各国からの、特に年金生活者と思われる白髪の客が大半をしめる。決して豪華客船のようなサービスはないが、働き詰めだった数十年から解放された老人たちの表情はおだやかだ。乗客は白人系が半数、日本人を始めとする東アジア系が半数を占め、韓国、台湾からの客も多い。労働者もツーリストも黒人が数えるくらいしか見当たらなかったのに私は不思議な感じがした。外国人労働者が入りこめないほどギリシャの経済は不振なのだろうかと、私はこの美しい国の行く末に思いをはせた。

もうこの季節では暗く冷たいはずの北海の沿岸に生まれ育ったハンネは、終始甲板に掛けて風に髪を遊ばせ陽光を身にいっぱいに浴びている。

出航して三時間、初めの寄港地ポロス島に着いた。小さな島で中心部にポセイドン（海の神）の遺跡が残るだけでほかには観るところもない。豊富な果実とオリーブのほか、この地域特産の木の実ピスタチオが香ばしくておいしい。

熟れて潰れそうになった真っ赤な柿のような果物をゆびさして、

「これは何と言う果物ですか」

と訊くと、

「ハハン、こいつはロートスと言いますのや」

歯がこぼれた老婆がいい顔をして笑う。

「ロートス」とは英語でハス（の実）（lotus）のはずだがと思って私がもういちど尋ねるが、老婆は相変わらずいい顔をして同じ答え。

発音はともかくとして、ハンネが日本に来たとき初めて柿を見ておどろいた様子が記憶にある。柿は東アジア温帯地域固有の果実で、中国の長江流域に野生し日本に輸入されて古くから栽培されたということを広辞苑で読んだことがあるので、東洋からこんなに離れた地で柿を目の当たりにして私はすこし驚いた。

もっとも古代ギリシャの神殿の柱のエンタシス様式がはるかアジアの東端である日本の法隆寺（現存する世界最古の木造建築、西暦六百年初め）の柱に模倣が見られることをすれば、長期にわたる民族の侵略移動、物流の動きを考えれば歴史学者でもない私が弱い頭を巡らすほどのこともないかというところに落ち着く。

乗船すると船内で民族衣装の芸人が旅客を退屈させないように喜劇の芝居を打っている。主役と思われるハイテーンの少女に目をやると、舞台で演技している時のにこやか表情が、花道を引下るときにはガラっと変わってツンとすましてうんざりとしたような顔つきになるのを私は見逃さなかった。芸人たちのプライドと共にどこでも人が満足して人生を送ることの容易でないことを感じとった。

後尾の床に座るようになっている船室に入ると、ざこ寝をしている人々も多い。

壁際に日本人らしい若い二組がいて、中年の日本女性がガイドをしている。

私と目が合うとその女性に、

「こちらにどうぞ」

と声を掛けられる。ハネムーン旅行と思われる若いカップルたちの目も好意的だ。声のままに腰を下ろすと、女性は身の内話をはじめる。

ギリシャ人と結婚して三十年の間当地に生活しており、八年ほど前に夫ががんでおおきな手術を受けて失業してから、子供や家族を養うのに、ギリシャ語も堪能ではないので、日本からギリシャに関する歴史や文化に関する本を幾冊も取り寄せ頭に詰め込んで、やっと今の職を得たと言う。

どうやらおおきなツアーのグループのガイドになるには資格が要るらしい。

「ずいぶん苦労もされたんですね」

彼女はすこし涙ぐんだ。

「結婚生活をまっとうするのって大変だよね、とくに異国では。私の家内はヨーロッパ人で反対のケースだけど、見知らぬ国にきて苦労も少なくなかったと思うと、私を支え続けてきてくれたことに心から感謝しているんだ」

説教口調にならないように言うと、

「お二人からいいお話を伺いました」

と若いカップルたちの顔が輝く。

島中が要塞と思われるヒドラ島に着く。三十分の上陸許可が出る。この島は自動車の運行を禁じている。先のポロス島よりやや大きいくらいか。住民は七千人だという。イタリア建築に影響された家並みが特徴である。

ヨーロッパはどんなに貧しげな地方に出かけても家並みが調和して、大戦後の日本の家並みのように視覚の調和を乱す所が少ない。

しかし日本でも二〇〇四年に（都市）景観法が設けられたことは結構なことである。

島の東端に海にむかって睨みを利かす大きくりっぱな軍人の彫像に私はひきつけられた。カメラを向けるとかたわらで赤銅色に日焼けした腹を突き出したひげ面の大男が、中世の海賊そのままの衣装で絵を描いている。

銅像の説明書にはアンドレス・ミオウリス（一七八四―一八六六）と記されている。私が読み終わらないうちに前歯が何本も欠けた大男がにこやかに、

「よう」

と声をかけてくる。

「この立派な銅像は一体だれなんだね」と訊くと、

「なにを隠そう、これは自分のご先祖様でトルコの占領下、一八二一年ギリシャの独立戦争を勝利にみちびいた海軍の将軍の一人で、英雄として今でもこうしてトルコの方を睨んで立っているんだ」

大男は誇らしげに答える。男の名はバシリス・ポリオチスと言う。

半信半疑の私に男は一九八〇年代に記された分厚い本を開いてみせる。彼氏の写真も載っていて疑う余地はない。

「きみは一九〇五年の日本と帝政ロシアとの間の日本海海戦を知っているかい？」

私が試しに訊いてみると、

「もちろんさ、軍神ヘイハチロウ・トウゴウ（東郷平八郎）の名を知らいでか、百年前に日本連合艦隊が帝政ロシアのバルチック艦隊を撃破したときの総司令官だろう。ナポレオンもヒットラーも太刀打ちできなかった大国ロシアに勝利したのは小国ニッポンだけだからね。わが小国ギリシャはつねにに大国トルコやイタリアにおびやかされその軍門に下るという歴史を繰り返してきたから、同じ小国日本が数十倍もの国土を有する巨大国家を破ったという稀有な事実に感動して、当時ギリシャでは子供にトウゴウなんて名前を付けることが流行ったそうだよ。いまでもギリシャ人は日本人を尊敬しているんだ」

ポリオチス氏は感動的に語った。

「それじゃあ、アドミラル・コダマの名前に聞き及びはないかね？」

「うーん、その名は知らない」

「トシクニ・コダマ（児玉利国）は私の曾祖父で海軍提督だった」

児玉源太郎元帥の名は津津浦浦に知れ渡っている。児玉元帥は初代台湾総督をつとめ、一方、出身藩のちがう私の曾祖父、児玉利国は奇遇にも台北（タイペイ）の初代市長をつとめた。

ポリオチス氏の目が輝きこちらに握手を求めてきた。

児玉利国は明治十九年に戦艦扶桑の艦長になり、同二十四年に横鎮参謀長を勤め、後に台湾の首府台北の初代市長をつとめた後、明治天皇勅命の貴族院議員となった。台北では良政を敷き児玉の名をとった児玉町があったという。

硬派の曾祖父は鹿鳴館のダンスなどの社交を嫌って男爵の爵位を断ったと言われる。一九〇五年ロシアのバルチック艦隊を破ったときの第七艦隊扶桑の艦長は山田彦八少将である。

日露戦争は、バルト海にムンクスとリバラ以外軍港を持たなかった極北の国ロシアが不凍港を探してシベリア政略を推進して極東への覇権を拡張するためのもくろみであり、日本にとっては大国による侵略を未然に防ぐための小国の必死の攻防であった。この勝利はロシアにつづくレーニン以後の暗い全体主義国家ソビエトと対峙する小国日本が、現在世界に広く発言できるようになった歴史的展開の一瞬といえよう。

黄色人種に対する侮蔑、異教徒的偏見にもとづく西欧列強の「黄禍論」や不平等条約に対する国民の不満を押さえ込むための新興国日本の『一寸の虫にも五分の魂』を示す必死の攻防であったと言える。日本海海戦から百年を記念して開かれた日露戦争に関するシンポジウムでは、英国教授が「日本の勝利が欧州列強の東方への領土拡大を終わらせた」と分析し、「(もし日本が負けていた場合)帝政ロシアが満州を併合、二十世紀は大変なことになっただろう」と述べ、世界を揺るがした歴史的戦争の意義について論じたと言う(読売新聞)。

「あなた、もう出航よ」

ハンネの声にあわててお義理にアクロポリスを描いたアクロラピトグラフ(点描油彩画)を一枚三十ユーロで買い求め、ポリオチス氏との名残を惜しんだ。氏は波止場から船が見えなくなるまで私達夫婦を見送った。

きょう最後の寄港地エギナ島は比較的おおきく、佐渡島くらいはあるだろうか。

航行中にイルカが船と競争し、無数のカモメと戯れるのも楽しい。

バスで起伏の多い山道を進む。島の東北端山上にパルテノン神殿を簡素化したような石造の神殿が見

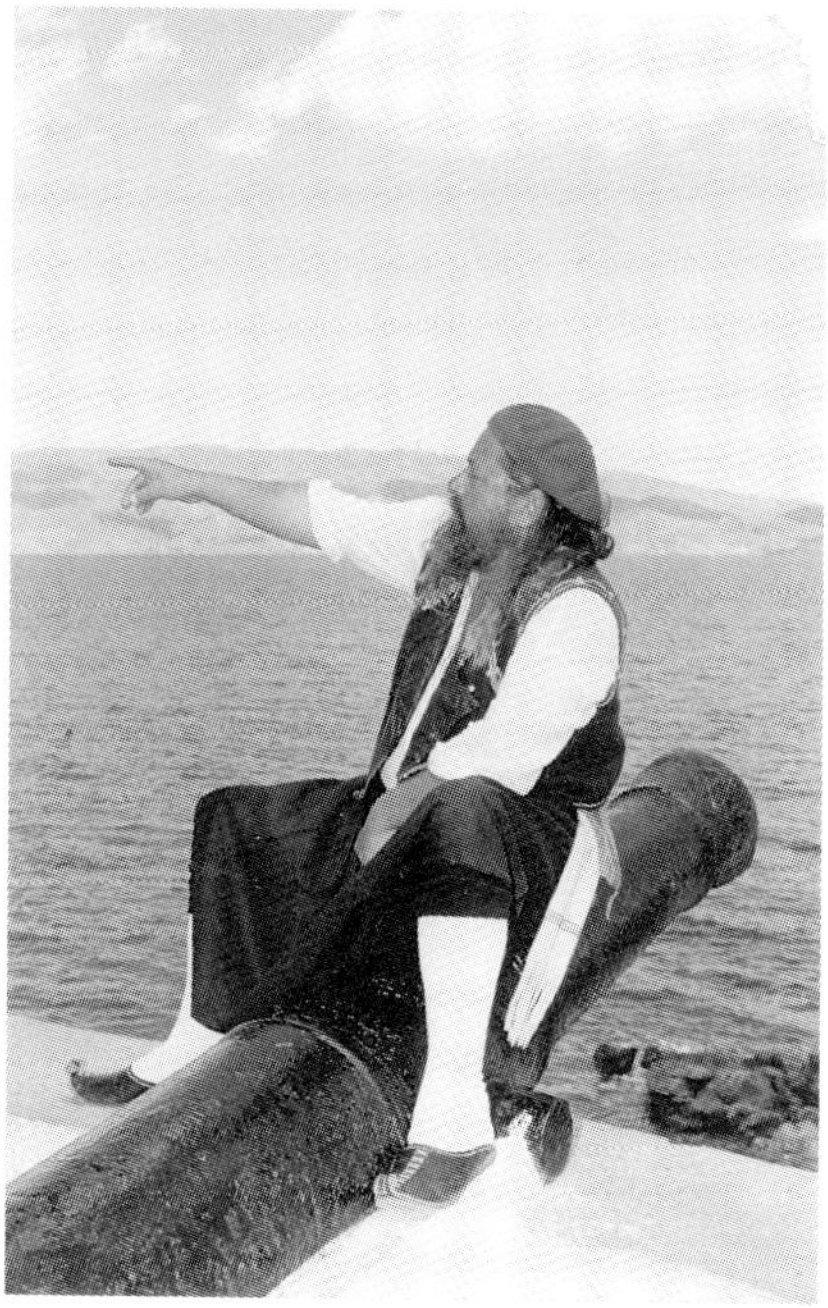

られる。アフィア神殿で紀元前五世紀前半に建立された。ガイドの話では「アフィア」とは「消えてなくなる」とか「浮気」を意味するそうだ。このアフィア女神のいわれはハンネにも私にもよく理解できなかった。

　特産のピスタチオの木の実が市街の至るところに点在し、海岸につづく市街の露天では、タコやイカの塩焼きが良いにおいを放っている。首都アテネの人々のリゾート地の雰囲気がする。ハンネはここでピスタチオのちいさな瓶詰めを買う。

　さらに進むと山腹に聖ネクタリオスのビザンチン様式ながら大きくてモダンなギリシャ正教の寺院が威容を誇る。敬虔な全島民の精神的ささえであるという。

　夕暮れがせまるころ船はチラホラと灯のともるアテネ港に到着した。

　ふたたび老人たちの経営するレストランに行くと大歓迎される。今日は子羊の肉を注文するが、臭みがなく中級のワインに味が良く合う。

　路地を隔てた菓子屋だか酒屋だかわからないちっぽけな店で、ピスタチオの入ったケーキをデザートにする。なかなかに旨い。

　もうシーズンオフのせいか、特に宝石のみやげ物店は閑散としている。

「この辺は目の毒だから早くホテルに引き返そう」

「いいえ、このショーウインドウにある、ほらあそこの渦の形をしたペンダントが気になるの」

しかたなく私も店に入ると、われわれのドイツ語の会話を聞きつけて魅力的な女店員が、

「お二人ともドイツ人ですか？」とにこやかに寄ってくる。

「いいえ家内はドイツ人ですけど、わたしは天下に冠たる生粋の日本人ですよ」

私がドイツ語で冗談を言うと、女性の二人への親密感が増したようで、

「じつは、わたしドイツの大学を出たんですけど、ドイツにも故郷のここギリシャにもまともな仕事が見つからなくって、この店の店長をしていますの」

「ところで失礼ですけど、お給料はいかほどなんですか？」

ヨーロッパ圏がユーロに変わってからの市民の生活がどこでも厳しくなったときいていたので、私はあえて尋ねてみた。

「一ヵ月たった六百五十ユーロ（七万一千円）ですのよ、自分は両親と暮らしていますからまだ楽なほうなんですけど、こんなではまともな生活なんて望めませんわ」

店員は辛そうな顔つきになる。

「どこのお店も値段が書いてないからわからないけど、このゴールドのペンダント、十八金のはないの？」

「はい奥様、今切らしていて十四金しかありませんの」

「でもいいわ、この渦の形が気に入ったの。この形なにか意味でもあるの？」

「これは渦の先が閉じてないから、未来永劫あるいは永遠を意味しているんです」

「そんなすばらしい意味をもつなら喜んでいただくわ」

「おいきみ、値段がついてないからだまされるなよ」

私は日本語で言った。

「ありがとうございます、四十ユーロいただきます」

「日本円で五千六百円か、なんだか値切るのがかわいそうだね」

「値切ってもいいんだけど、ほんとに気に入ったものに遭遇するのってなかなかないことなのよ」

節約家のハンネらしくない。

今朝方ホテルのマネージャーが言っていたが、八月のオリンピックにきた日本人たちはスポーツ見学だけで、ほとんどがほかの観光地に行かずに帰ってしまったと嘆いていたが、一ユーロが百四十円もするのでは当たり前だと私もハンネも思った。

「このままじゃいずれユーロは破綻するわ、ギリシャだけじゃなくってもヨーロッパ人は大半がそう思っているんじゃないかしら」

売り子が嘆く。

「わたしも心配だわ」

ハンネも真剣な表情になる。私も招待講演以外は当分ヨーロッパに来るのは控えようなんて思ってみる。

ところでギリシャでは夜中でも治安の良いのに二人は気が付いた。ギリシャ正教の活動のせいだろうか、あるいは国民性なのか残酷な事件も少ないようだ。

# がんの遺族外来―心のケア

三日間のアテネ滞在最後の日はバスで二時間の市内観光をする。国会議事堂、裁判所などの並びにプラトンが基礎をきずいたアカデミー、大学が整然と並ぶ。

映画「日曜はだめよ　Never on Sunday」の主演を演じた女優メリナ・メルクーリがのちに文化相として活躍した議事堂の前を通ると、同世代のツーリストから歓声が上がる。メルクーリ大臣はいっそうアクロポリスの復旧に努めたという。

八月にオリンピックの開会式が催されたスタジアムも市内の観光名所だ。日本はそこで東京オリンピックを凌ぐメダルを獲得した。

ギリシャ国立考古学博物館はまさに圧巻である。

ＢＣ六千年の新石器時代の土器の展示にはじまり、ＢＣ三千年代のキクラデス諸島の文明では盛んにつくられた白亜の大理石像が見事である。

紀元前十七世紀にはじまるミケーネ文明は、多くの精巧かつ華麗な大理石像や貴金属細工、さらにはフレスコ画の海上貿易図をも生み出し、ここが高度なヨーロッパ文明発祥の地であることをうなずかせる。

一八七六年、ドイツの豪商であり考古学者のハインリッヒ・シュリーマンはアガメムノンのものと言われる黄金のマスクをはじめ、ミケーネ文明の遺物を発見したとき大きな感動と幸福感を得て、自分のものとせず、当時のギリシャ国王ジョージに「ギリシャの大いなる貴重な歴史的遺産を貴国の国宝として配慮したい」と電報を打ったという。

古代ギリシャの彫像はどれもたとえば鼻は前頭部から同じ高さですべり出すように続くが、ヘレニズム時代（紀元前三〜一世紀）には鼻根部もほりさげられ、像全体が写実的になる。さらにヘレニズム後期にはきわめて写実的なブロンズ像が作られるようになつた。

紀元前四世紀の作といわれるヒゲイアの頭像は健康の女神ヒゲイアを表し、優しさと人々の苦痛をやわらげる女神として、現代の女医はこの神の子孫であることを自認している人が少なくない。

館の中央に青年が女神に捧げるために子牛を背負っている像がある。青年の顔はシンメトリックで穏やかに微笑んでいる。前六世紀のアルカイック時代の当時としてはモダンな作風である。この青年の表情をアルカイックスマイルと言って、その時代には人間と動物の心の調和がとれていたのだと解釈されている。確かに背負われた子牛におびえた様子はみられず表情は安心しきっている。なんとも崇高な時代があったと言えよう。

このアルカイックスマイルはアレクサンダーの東征の遺産か、紀元前後のガンダーラにおけるギリシャ美術の仏教芸術への影響となって表れ、仏像の表情にも表れている。

館の中ではBC一〇〇年の作とされる、エロス（キューピッド）がアフロデイテイ（美と愛の女神ビーナス）とパン（頭と脚が山羊の獣神）の恋の取り持ちをしている複合像がユーモラスだ。獣神パンはゼウスと妖精マイアの間に生まれたヘルメスと妖精ドリオピの息子で、やさしい心の持ち主で傷を治癒したり、悪い事を止めさせる神となったといわれる。

森の民ゲルマンにも多くの神話があるし、日本の神話とも比較しながら美術や芸術品を観察すると、私達には営々としてきずいてきた人類の秘密めいた歴史がその重みを感じさせてくれる瞬間であった。

紀元後になるとローマの影響をうけて彫像が写実的になる。

またAD五十一年にギリシャにキリスト教が入ると、伝統的哲学の教えは堅持しがたくなり、六世紀にはローマのユスチノス一世の命令で哲学学校は閉鎖され、この事件以来アテネのさらにはギリシャの精神的国威が失墜していったといわれている。

私達が十分に満足して博物館を出ようとすると、社会科の授業なのか中学生の群れが、

「ハロー」「コンニチワ」

と口々に二人を取り囲んで話しかけてくる。

「ヤーサス（こんにちは）」

と私がギリシャ語で返すと少年たちの口唇が目まで届くくらいにうれしそうに笑いながら英語で話しかけてくる。パルテノン神殿を見学したときも同じ経験をした。双方に楽しい一瞬である。騒々しいが館員も微笑んで見守っている。

バルダーカ夫人に会うのに私は上着にネクタイを着用していた。

「おおげさね」ハンネがからかう。

「ドクターのよいアイデイアで、息子に頼んで翻訳先を探してもらうことにしました」

一昨日にくらべて晴れやかである。

バルダーカ夫人の夫は肺がんで亡くなったという。苦しい闘病と看病の二年間、それにつづく虚無の三年間の心の内を延々と吐露する。最近、日本でもがんで亡くなった患者さんの家族に心の傷を癒す補助のため遺族外来を設けている病院も出てきた。

がん治療における「心のケア」には、欧米のように告知が余りにも平易におこなわれるようになった昨今ではあるが、宗教的心的受容の少ない本邦では、患者や家族の精神的受容を見抜けるだけの経験ある医師が時期をえらび、言葉をつくして理解をもとめる必要があろう。そのためには、医学生のころから大学の授業のほかに、哲学、心理学、社会学書あるいは宗教書などに親しみ、人の癒しにたずさわることの意味を自分の中でよう く消化し、倫理観と教養を身につけるよう努力する必要がある。

世に専門バカという言葉があるが、医師の場合、完璧を要求されることは苦しいとしても、しかし人間が馬鹿であってはいけない。

がんに限らず難治疾患に遭遇した場合の患者および周囲の心のケアには、

自己—心的受容、家族への想い（家族のために頑張ろう）、宗教にたよる（逃避してもよい）、趣味、仕事への情熱で苦しみを一時的にでも忘れる。自分史を書いて過去の困難を乗り越えてきた自分をほめてみよう。

自分史を書くには時代背景も織り込むこともあるため図書館通いが必要なことがある。目的を定めた患者の外出はそれ自体に意義がある。悶々として家に閉じこもるのは精神的によくない。病院内の図書館を充実させることも大切である。そして現在の状況も絶対に乗り切れるはずだと、自分におまじないをかけてみよう。さらに音楽、落語など楽しい番組を観るよりは聴く。

道元禅師の「只今ばかり命は存するなり」という言葉の裏には「生ある限り一刻一刻を楽しく有意義に過ごしましょう」という意味がうかがえる。

私はある時、日本笑い学会会員である川上千里氏の講演会で、がんの末期患者のお見舞いには、取り分け面白い箇所だけを抽出した大判の「サザエさん」の本と、落語では「春風亭小朝」の落語のテープがその方の推奨品であることを知る。現役時代に薬剤開発に関与していたというその人の「笑いは心の慰めだけではなく、じっさいに生体の免疫力を高める」という講演には説得力があった。氏は郷里の墓参りをした際、寺の戸に貼られた紙切れに、

「私が何気なく過ごしている今日という日は
　昨日亡くなった人が
　　痛切に生きたいと願っていた一日である」

と書かれた言葉に感動し、ボランテイア活動を志したという。病や事故、災害で亡くなられた方たちの遺族にはなんとインパクトのある言葉であろうか。

そのほか、小動物の世話などによって活力をもらい、自らを鼓舞することとか、他動—近親者、医療関係者、友人・同僚の力ある励まし、心理療法、人智をこえた力強い宇宙の意志（お互いに生かされていることの観念）について語り合う、患者が有職者の場合には、医師の扶助のもとリストラなどにあわないように就業先への理解を求める、その他が考えられる。

一方、近親介護者あるいは遺族のストレスの緩和には、自分を追い込まないことが大切である。担当医あるいは心療内科などの医師に心情を聞いてもらうほか、必要に応じてマイナートランキライザーや短期的に軽い睡眠薬の処方も考慮してもらうとか、近親者、ヘルパー、ボランテイアの援助を得て休養をとるか一泊旅行に出かけるなどが考慮される。人は一泊でも二泊でもしっかり眠ると意欲が新たになるものである。ヨーロッパの一部の国では、がん患者を介護する肉親のストレスが強いときには、保険適用で一ヵ月間保養地に滞在してリフレッシュできるシステムも確立している。

バルダーカ夫人は悩みを聞いてくれたことを感謝し、ハンネにもドイツに帰省するときには一緒に海浜の別荘に案内したいと言った。

ホテルにもどるとライトアップされたパルテノン神殿が赤く闇に浮き上がり、私達の銀婚式を祝ってくれているように二人には思えた。

この旅はハンネには自分の祖先の文明に遡及する悠久の旅であり、私には多方面のがん研究に啓発されただけでなく、長い文明に裏打ちされたヨーロッパ人の妻の中に流れる思考の構築を少しでも理解してやれそうなきっかけのできた旅となった。

翌朝ルフトハンザ機でアテネからフランクフルトに飛び、私は妻の北ドイツへの三年振りの帰省が実り多いことを祈って帰国の途に着いた。

# がん関連著者業績集

## 外国招待講演
## Invited Lectures

1. Ohkoshi, M.
   Inhibition of growth of squamous cell cancer by various protease inhibitors.
   National Cancer Institute Workshop for "Development of Cancer Chemopriventive Agents"
   May 3-4, 1984. Gaithersburg Maryland, U.S.A.
   (Property of U.S. Government)
2. Ohkoshi, M.
   Carcinostatic Effects of Protease Inhibitor.
   M. D. Anderson Cancer Center, University of Texas "Department of Medical Oncology Special Seminar"
   May 14, 1991. Houston, U.S.A.
3. Ohkoshi, M.
   Carcinostatic Effects of Protease Inhibitor.
   M. D. Anderson Cancer Center, University of Texas "Department of Tumor Biology Special Seminar"
   May 15, 1991. Houston, U.S.A.
4. Ohkoshi, M.
   Effects of Combined Administration of Serine Protease Inhibitor FOY–305 and Traditional Anticancer Drugs on the Proliferation of Transformed Cells.
   Keystone Symposia 1996 "Proteolytic Enzymes and Inhibitors in Biology and Medicine."
   March 25-30, 1996. Keystone, Colorado, U.S.A.
5. Ohkoshi, M.
   Growth-Suppressive activities of very new serine protease inhibitor ONO–3403 toward murine transformed cells and human cancer cells.

Cambridge Healthtech Institute's "Protease Inhibitors : New Therapeutic Approaches"
November 5-7, 1996. Baltimore, U.S.A.

6. Ohkoshi, M.
Growth-Suppressive Activities of Benzamidine Derivative Serine Protease Inhibitor ONO–3403 toward Animal Transformed Cells and Several Human Cancer Cells.
"20th Hungary National Cancer Congress."
November 10-12, 1997. Budapest, Hungary

7. Ohkoshi, M.
Ein oral aktiver Serine Protease Inhibitor mit ausgeprägter cytostatischer, anti-invasiver anti-metastatischer und anti-metastatischer und anti-inflammatorischer Aktivität : Ein neues Tumor Medikament? (invited seminar)
Frauenklinik und Poliklinik der Technischen Universität München.
July 17-21, 2000. München, Germany

8. Ohkoshi, M.
Protease Inhibitors for Anticancer Therapy : Growth-inhibitory Effect of ONO–3403 on the Autochthonous Skin Cancer in Mice.
Cancer Research Seminer : Invited by Friedich Miescher Institute.
October 25, 2001. Basel, Swiss

9. Ohkoshi, M.
Inhibition of Lewis lung carcinoma metastasis by serine protease inhibitor, FOY–305.
7th International Conference of Anticancer Research
October 25-30, 2004. Corfu, Greece

10. Ohkoshi, M.
Protease Inhibitor as Anticancer Drug.
Szeged University Special Seminar
Jury 8th, 2005. Szeged, Hungary

# 国際シンポジウム
# International Symposiums

1. Ohkoshi, M.
   Protease inhibitors as anticancer drug : Experimental and clinical study with serine protease inhibitor.
   Chiba International Symposium on Cancer Major Theme : Proteases involved in Cancer.
   November 6-7, 1994. Chiba, Japan (Nominated)
2. Ohkoshi, M. and Hiwasa, T.
   Effects of combined administration of serine protease inhibitor FOY–305 and traditional anticancer drug on the proliferation of transformed cells.
   Keystone Symposia,
   March 25-31, 1996. Keystone, Colorado, U.S.A. (Nominated)
3. Hiwasa, T. and Ohkoshi, M.
   Induction of apoptosis by a calpain stimulator ONO–3403. 12th International Symposium of Federation of Asian and Oceanic Biochemists and Molecular Biologists : Gene Regulation of Biological Functions.
   July 29-31, 1996. Tokushima, Japan

# 一般国際学会
# International Congresses

1. Ohkoshi, M.
   Die wirkung von $\varepsilon$-Aminokapronsäure für die Wachstumshemmung von experimentellen Plattenepithelkarzinomen.
   2nd Congress International Association for Maxillo-Facial Surgey
   September 1-3, 1976. Basel, Swiss
2. Ohkoshi, M.
   Experimental and clinical experiences with several protease inhibitors on growth of experimental tumors and human oral cancer : Effect of the administration of FOY–305 and heparin on the growth of squamous cell carcinoma in mice.
   81st annual meeting of the American Association for Cancer Research
   May 23-26, 1990. Washington DC, U.S.A.
3. Ohkoshi, M.
   Experimental and clinical experiences with several protease inhibitors on growth of experimental tumors and human oral cancer : involving prevention of lung metastasis.
   15th International Cancer Congress
   August 16-22, 1990. Hamburg, Germany
4. Ohkoshi, M.
   Effect of the administration of a protease inhibitor FOY–305 and calcitonin on carcinogenesis in mouse skin.
   83rd Annual Meeting of the American Association for Cancer Research
   May 20-23, 1992. San Diego, California, U.S.A.
5. Ohkoshi, M. and Nakajima, M.
   Inhibitions of experimental mouse colon carcinoma invasion and

metastasis the mouse by serime protease inhibitor FOY–305.
International Meeting for Growth Control & Therapy of Cancer
August 20-24, 1994. Budapest, Hungary

6. Ohkoshi, M., Nakagawa, A. and Hiwasa, T.
Protease Inhibitors : New Therapeutic Approaches. Growth-suppressive activities of very new serine inhibitor ONO–3403 toward murine transformed cells and human cancer cells.
Cambridge Healthtech Institute,
November 5-7, 1996. Baltimore, U.S.A.

7. Ohkoshi, M.
Growth-suppressive activities of Benzamidine derivative serine protease inhibitor ONO–3403 toward animal transformed cells and several human cancer cells.
22nd Hungarian Cancer Congress,
August 10-12, 1997. Budapest, Hungary

8. Ohkoshi, M., Okuda, S. and Hiwasa, T.
Suppressive effect of a new serine protease inhibitor, ONO–3403 on the autochthonous tumor growth in mice.
Molecular Targets and Cancer Therapeutics, Discovery, Development, and Clinical Varidation
Novmenber 16-19, 1999. Washington, DC, U.S.A.

9. Ohkoshi, M. and Okuda, S.
Growth inhibition of mouse autochthonous skin cancer by oral administration of new serine protease inhibitor ONO–3403.
European Cancer Conference,
October 21-25, 2001. Lisbon, Portugal

# 欧文論文
# Original Articles

1. Ohkoshi, M.
   Wirkung von ε -Aminokapronsäure für die Wachstumshemmung von experimentellen Plattenepithelkarzinomen.
   Acta Chirurgiae Maxillo-Facialis : Bd-5 "Tumoren im Kiefer-Gesichts Bereich." ed. Pape, K. p.41-44, Johan Ambrosius Barth Verlag, Leipzig, 1980.
2. Ohkoshi, M. Yamaguti, K. et al.
   The influence of hyper and hypothyroid states on the influence of 3-methilcholanthrence-induced tumor in ddYmice.
   Nagoya J. Med. Science, 44 : 1-3, 1981.
3. Ohkoshi, M.
   Effect of aportition on growth of 3-methylcholanthrene induced squamous cell carcinoma in mice.
   Cancer Science, 71 : 246-250, 1980.
4. Ohkoshi, M.
   Inhibition of growth of 3-methylcholanthrene induced mouse skin tumor by protease inhibitor [N, N-dimethylcarbamoylmethyl 4-(4-guanidinobenzoyloxy) phenylacetate] methanesulfate.
   Cancer Scinece, 72 : 959-964, 1981.
5. Ohkoshi, M. and Fujii, S.
   Effect of oral administration of protease inhibitor [N, N-dimethylcarbamoylmethyl 4-(4-guanidinobenzoyloxy)-phenylacetate] methanesulfate on the growth of 3-methylcholanthrene-induced carcinoma in mice.
   Cancer Science, 73 : 108-110, 1982.
6. Ohkoshi, M., Ohta, H. and Ito, M.
   Effect of vitamin $B_2$ on tumorigenesis of 3-methylcholanthrene in the mouse skin.

Cancer Science, 73 : 105-107, 1982.
7. Ohkoshi, M. and Fujii, S.
Effect of synthetic protease inhibitor [N, N-dimethylcarbamoylmethyl 4-(4-guanidinobenzoyloxy)-phenylacetate] methanesulfate on carcinogenesis by 3-methylcholanthrene in mouse skin.
J. National Cancer Institute, 71 : 1053-1057, 1983.
8. Ohkoshi, M. and Fujii, S.
Effect of a protease inhibitor [N, N-dimethylcarbamoylmethyl 4-(4-guanidinobenzoyloxy)-phenylacetate] methanesulfate on the growth of mouse skin carcinoma in the rapid growing stage.
J. Dermatology, 11 : 21-24, 1984.
9. Ohkoshi, M. and Oka, T.
Clinical experience with a protease inhibitor [N, N-demethylcarbamoylmethyl 4-(4-guanidinobenzoyloxy)-phenylacetate] methanesulfate for prevention of recurrence of carcinoma of mouth and in treatment of terminal carcinoma.
J. Maxillo-Facial Surgery, 12 : 148-152, 1984.
10. Ohkoshi, M., Akagawa, T. and Nakajima, M.
Effect of serine protease inhibitor FOY–305 and heparin on the growth of squamous cell carcinoma.
Anticancer Research, 13 : 963-966, 1993.
11. Ohkoshi, M.
Protease Inhibitors as Anticancer Drug
Shinohara Publication Co. Ltd., 1993.
12. Ohkoshi, M.
Protease Inhibitors as Anticancer Chemotherapy ; Experimental and Clinical Studies.
Jpn. J. Cancer Chemotherapy, 22 : 417-430,
13. Ohkoshi, M. and Hiwasa, T.
Protease Involved in Cancer : Protease inhibitor as anticancer drug : experimental and clinical study with serine protease inhibitors.
ed. Suzuki, M. and Hiwasa, T. p.125-127, Monduzzi

Editore, Bologha, 1995.

14. Hiwasa, T. and Ohkoshi, M.
Growth-Suppressive Activities of Serine Protease Inhibitors, ONO–3403 and ONO–5046, toward Normal and Transformed Murine Fibroblasts.
Anticancer Research, 16 : 1823-1826, 1996.
15. Hiwasa, T. and Ohkoshi, M.
Enhancement of anti-proliferative activities of 5-FU, HCFU, SN–38, THP and ACNU by a serine protease inhibitor, FOY–305.
Int. J. Oncology, 9 : 517-520, 1996.
16. Ohkoshi, M., Denda, T. and Hiwasa, T.
Growth-suppressive activities of serine protease inhibitors, FOY–305, ONO–3403 and FO–349.
Oncology Reports, 4 : 521-523, 1997.
17. Ikeda, T., Saiki, I. and Ohkoshi, M.
Anti-Invasive Activities of Synthetic Serine Protease Inhibitors and the Combined Effect with a Matrix Metalloproteinase Inhibitor.
Anticancer Res., 18 (6A) : 4259-4265, 1998.
18. Ohkoshi, M., Hikiji, H. and Saiki, I.
Inhibition of HT–180 human fibrosarcoma cell invasion into Matrigel Fibronectin-coated filters by serine protease inhibitor FOY–305.
Biotherapy, 14 : 1117-1120, 2000.
19. Ohkoshi, M. and Okuda, S.
Growth inhibition of mouse skin tumor by serine protease inhibitor ONO–3403.
Anticancer Research, 21 : 1803-1808, 2001.
20. Ohkoshi, M. and Okuda, S.
Growth inhibition of mouse autochthonous skin cancer by oral administration of new serine protease inhibitor ONO–3403
European J. Cancer, 37 (Suppl. 6) : p.579, 2001.
21. Hiwasa, T., Shimada, H., Ochiai, T., Yuasa, Y., Takiguchi, M. and Ohkoshi, M.

Decrease in PDGF-receptor and EGF-receptor after treatment serine protease inhibitor ONO–3403.
International J. Oncology, 20 : 797-802, 2002.

22. Ohkoshi, M. and Okuda, S.
Growth inhibition of mouse autochthonous skin cancer by oral administration of new serine protease inhibitor ONO–3403.
Anticancer Research, 22 : 821-824, 2002.

23. Ohkoshi, M., Okuda, S. and Hiwasa, T.
Effect of oral administration of serine protease inhibitor ONO–3403 on the growth of mouse autochthonous skin cancer in the almost terminal stage.
Biotherapy, 16 : 161-164, 2002.

24. Ohkoshi, M. and Sasaki, Y.
Antimetastatic Activity of Synthetic Serine Protease Inhibitor, FOY–305 (Foypan®).
in vivo, 19 : 133-136, 2005.

25. Ohkoshi, M., H., Nakajima, M. and Toyoshima, M.
Inhibition of Colon Adenocarcinoma Metastasis by Serine Protease Inhibitor FOY–305.
Anticancer Research, :2006. (in press)

# 著　書

## がん関連

1. 大越基弘
癌の抗酵素療法—プロテアーゼインヒビターと癌の制御—基礎から臨床まで
　篠原出版
　東京，1993年8月
2. 大越基弘，Wolfgang Bengel（カラーアトラス）
口腔粘膜疾患「口腔粘膜病変の鑑別診断」
　クィンテッセンス出版
　東京，1993年8月
3. 大越基弘：頭頚・口腔・顎顔面病変の診断と治療
「研修医チェックガイド」（症状・異常の基本的診察技術）
　石川恭三　編
　新興医学出版社　東京，2001年
4. Ohkoshi, M.
Wirkung von ε-Aminokapronsäure für die Wachstumshemmung von experimentallen Platten-epthelkarzinomen. "Tumoren im Kiefer-Gesichts Bereich"
　ed. Pape K. p41-44, Johan Ambrosius Barth Verlag, Leipzig, 1980.

ほか、翻訳書、民間向け著書多数

# 綜　　説
# Reviews

1. 大越基弘
   舌癌の早期診断と治療
   診断と治療　78 : 695-697, 1990 年 4 月
2. 大越基弘
   プロテアーゼインヒビターとがん
   細胞工学　11 : 611-622, 1992 年 8 月　特別寄稿
3. 大越基弘
   プロテアーゼインヒビターと癌治療
   癌と化学療法　22 : 417-430, 1995 年

# 国内特別講演
# Special Lectures

大越基弘

癌の抗酵素療法— Protease Inhibitor と癌の制御

第2回　癌治療研究会

（名古屋大学医学部第2外科主催）

名古屋，1994年1月29日

大越基弘

癌の抗酵素療法—プロテアーゼインヒビターと癌の制御

第1回　癌治療フォーラム

（名古屋大学医学部第1内科主催）

名古屋，1994年9月9日

大越基弘

癌の抗酵素療法—セリンプロテアーゼインヒビターの制癌効果

第2回　肝・胆・膵，消化器疾患フォーラム

（名古屋大学医学部第2内科主催）

名古屋，1994年11月11日

大越基弘

広範囲セリンプロテアーゼインヒビターのアトピー性皮膚炎治療への応用の可能性

免疫研究部門セミナー特別講演

東京都臨床医学総合研究所

東京，1997年6月25日

大越基弘

口腔癌の疫学

文化放送番組「家庭医学」出演

東京，2001年8月5日

大越基弘

癌の細胞生物学的意義（発癌・増殖・浸潤・転移）

文化放送番組「家庭医学」出演

東京，2001 年 8 月 12 日

大越基弘

口腔癌の治療と予後

文化放送番組「家庭医学」出演

東京，2001 年 8 月 26 日

大越基弘

プロテアーゼインヒビターとがんの制御

第 2 回　日本腫瘍学会　特別講演

東京，2006 年 9 月 23 日

# 著者略歴　大越 基弘

## 学　歴

昭和48年3月　名古屋大学大学院医学研究科博士課程外科系修了　医博
昭和47年　西ドイツ、Erlangen-Nürnberg大学顎外科留学（臨床）
昭和49-50年　西ドイツFreiburg大学医学部細胞病理学研究所“Ludwig Aschof Haus”にて癌細胞学および病理学研修
昭和56-57年　西ドイツGöttingen大学研修病院　顎・顔面外科　職員として勤務

## 職　歴

昭和61年4月　名古屋大学医学部　助教授　口腔外科学
平成10年4月　東京大学大学院医学研究科　助教授
平成10年4月　東京大学医学部付属病院分院　口腔外科　科長
平成14年3月　同上　退官
現在、昭和学院短期大学　ヘルスケア　客員教授　東京都立短期大学　非常勤講師
さらに、各自治体の生涯学習にて「がんの予防と対策」を幅広く講演

## 学会および社会における活動

昭和63年～平成5年　日本口腔外科学会　評議員
平成7年～　「病態と治療におけるプロテアーゼとインヒビター研究会」世話人
平成9年～15年　総理府直轄社団法人「生命科学振興会」　理事
平成18年～　日本腫瘍学会　理事
他の国内学会：日本癌学会（昭和57年～）、日本形成外科学会、日本災害医学会、日本腫瘍学会（日、独、オーストリア共同）
海外学会：米国がん学会正式会員（昭和57年～米国推薦）、
ニューヨーク科学アカデミー正式会員（平成7年～米国推薦）

第1版発行　2007年1月16日

# 国際がん学会の七日間
## 海外のがん治療と専門医制度の提言

※定価はカバーに表示してあります

著　者　　大越　基弘

検　印
省　略

発行所　株式会社 新興医学出版社
発行者　服部秀夫
〒113-0033　東京都文京区本郷6-26-8
電話　03 (3816) 2853
FAX　03 (3816) 2895

印刷　株式会社 藤美社　　ISBN978-4-88002-493-6　　郵便振替　00120-8-191625